Klaus G. Weber

Reinhard Bayerlein

Neurolymphatische Reflextherapie nach Chapman und Goodheart

Anwendung in Manueller Medizin, Osteopathie und Ortho-Bionomy®

Unter Mitarbeit von Michaela Wiese

3., überarbeitete und erweiterte Auflage

175 Abbildungen

Original German edition:
Neurolymphatische Reflextherapie nach Chapman und Goodheart, 3/e
© 2014 Karl F. Haug Verlag in MVS Medizinverlage Stuttgart GmbH & Co.KG, Germany

Cover illustrations: Deutsches Institut für Ortho-Bionomy®, Rottenburg

Cover design is inspired by Thieme Publishing Group

重要な注意事項

あらゆる科学と同様、医学は絶えず進歩しています。医学の知見、特に治療法や薬物療法に関する知見は、研究と臨床により拡大しています。本書で述べる処方や適応は、本書の完成時の医学的知見と適合しているかを著者、編集者、出版社が入念に確認しており、読者に信頼していただけるものです。

ただし、処方の内容や適応の情報は、出版社が保証するものではありません。薬を使用する際は、添付文書を詳細に調べ、必要があれば専門家に相談し助言を受け、そこで推奨された処方や注意された禁忌と本書の内容に齟齬がないかを確認してください。特に広く使われていない薬や新薬については、このような確認が重要です。本書の誤りに気づかれた場合、出版社にお知らせくださるよう著者と出版社からお願いします。

本書は細部まで著作権が保護されています。著作権法の定める範囲を超えた本書の利用は、出版社の同意がない限り、禁止されており違法です。特に、複写、翻訳、マイクロフィルム化、電子機器によるデータの取込み・加工などが該当します。

チャップマンとグッドハートによる

神経リンパ反射療法

マニュアル・セラピー、オステオパシー、
オーソ・バイオノミーにおける活用

著者
クラウス・G・ウェーバー
ラインハルト・バイヤーライン

協力
ミヒャエラ・ヴィーゼ

編集協力
髙垣 俊介

翻訳
服部 由希子

第3版への序文

およそ100年前に、オステオパシー医師のフランク・チャップマンは、彼の名前を冠することになる内臓と体性器官システムの治療のための神経リンパ反射点を発見した。およそ10年もの期間中、反射点は解剖学的・生理学的関連性が説明されないまま臨床で効果があると実証されてきたのである。その状況は、ジョージ・グッドハートが1980年代に筋のための神経リンパ反射点の意義を発見してから変化し始めた。

ここ数年間で神経リンパ療法に関する情報量は猛スピードで増加している。そのため、この第3版は実践に基づいて完全に見直し拡大したものとしてみなさんに届ける。この発展には下記の点が貢献している。

- ドイツオーソ・バイオノミー協会における独自の研究。とくにミヒャエラ・ヴィーゼによるグッドハートとチャップマン反射点の機能的結びつきに関する研究。
- 神経生理学的反射療法（NRT）のセミナーの発展にともなう、スザンネ・ザイデルとクリスタ・ヘゲレ＝マックやその他我々の講師陣仲間による研究調査。
- ステファン・アンドレヒトによる最新の筋膜研究を参考にした研究内容の綿密な検証。
- 多くの反射点のための論理的な解剖学的・生理学的説明モデルの発見。
- チュービンゲン市の理学療法アカデミーとロイトリンゲン大学の理学療法を専攻とする学生による最初の学士論文。

チャップマンとグッドハートによる神経リンパ反射点は、我々の日常的な診断と治療においても正確で貴重なツールであることが証明されている。それは、器官や機能の不調を区別し解明することに大変適している。そして疾患の重度と、患者がどの程度調整可能なキャパシティーを有しているかというヒントを与えてくれる。

神経リンパ反射点の一覧表は、病像の症状の特性と、他の身体機能との関連性をより良く理解するのに役立つ。

- 患者の内臓の負荷から生じる運動器官の不調は解消するか、または維持されたままか。
- 内臓の不調はもしかすると筋筋膜連鎖の機能的過負荷によるものではないだろうか。

そのような場合に一覧表や参考書をチェックすることは、日常的に新たな関連性を発見する刺激となる。

みなさんを、ヒトの器官の複雑な反射関係をテーマとした発見の旅にご招待しよう。そこでは神経リンパ反射点を通してこの関連性をより理解し、語義を把握する。

このようにして、個々の内臓、筋、筋連鎖による不調や疾患、また調節可能な機能連鎖と代謝全般に、神経リンパ反射点を用いてポジティブな影響を与えることができる。

チャップマンによって発見された神経リンパ反射点を、最初に体系的に集め公表したチャールズ・オーウェンスによるアドバイスを紹介する。

「多くの反射点を苦労して体系的に暗記することはあまり有意義ではない。みなさんの興味のある分野を選び、関連するエリアの解剖学的部位と触診を学ぶべきである。そこで生じる成功体験の喜びとともに、ほかの反射点の意義と治療で使う可能性への興味が生じるだろう。そのようにして、みなさんの内にあるリズムが無理することなく、神経リンパ反射点の学習に溶け込むことができるのである。」

この理由から、統一した適応グループで章を分けて治療を紹介している。他の章への参照と一覧表が、読者にとって分かりやすくなるよう工夫されている。

みなさんが学習を始められる前に、妻のミヒャエラ・ヴィーゼが批判的な視点からチェックをして激励してくれたことに感謝したい。彼女の協力なしでは本書における多大な症例は存在しなかった。写真のモデルであるセバスティアン・ザイデル、ハナ・ウェーバー、コーネリア・ハックとともに、彼女も写真の撮影作業に参加した。

ハウク出版社のグリューベナー氏とマルクアルト氏、そして編集作業を行ってくれたハスフェルト氏に感謝する。また常に大切な存在であるオーソ・バイオノミーの講師陣や同僚にも、彼らの激励と貢献に感謝する。

みなさんが本書で多くの喜びと成果を得られることを祈念する。

クラウス・G・ウェーバー

目次

第3版への序文 4

第1部　基礎

1　はじめに 12
- 1.1　神経リンパ反射点の発見 12
- 1.2　包括的な治療法である
  神経リンパ反射療法 12
- 1.3　神経リンパ反射療法と
  オーソ・バイオノミー 13
  - 1.3.1　オーソ・バイオノミー 13
  - 1.3.2　治療原則 14
  - 1.3.3　治療レベル 14
- 1.4　自己の経験と発展 15

2　神経生理学的基礎 18
- 2.1　髄節ネットワーク 18
- 2.2　受容器 19
  - 2.2.1　外受容器 19
- 2.3　髄節を超えたネットワーク 20
- 2.4　局所的作用 20
- 2.5　筋機能連鎖 21
  - 2.5.1　仙棘筋群 21
  - 2.5.2　胸筋と僧帽筋 21
  - 2.5.3　頚椎の回旋における制限 22
- 2.6　組み合わされたゾーン 22
  - 2.6.1　腹側 22
  - 2.6.2　背側 22
- 2.7　間質細胞組織内の病原性のある相互作用 .. 23
- 2.8　神経リンパ反射点の
  交感性・副交感性作用 25
- 2.9　他の反射点システムと
  神経リンパ反射点・反射ゾーンの比較 ... 25

3　治療の基礎 26
- 3.1　神経リンパ反射点の
  解剖学的位置と形態学 26
  - 3.1.1　腹側反射点 26
  - 3.1.2　背側反射点 26
  - 3.1.3　主要反射点と二次的反射点 26
- 3.2　治療の方針 26
  - 3.2.1　一般的な原則 26
  - 3.2.2　持続的に陽性反応を呈す
    チャップマン反射点への
    アプローチ 27
  - 3.2.3　慢性疾患 27
- 3.3　刺激の程度 27
- 3.4　治療に対する反応 27
- 3.5　治療時間 28
- 3.6　特殊なケース 28
  - 3.6.1　反応のない、または
    反応の鈍いゾーン 28
  - 3.6.2　重複 28

4　適応症と禁忌症 29
- 4.1　適応症 29
  - 4.1.1　概要 29
  - 4.1.2　診断 29
  - 4.1.3　個々の器官の治療 29
  - 4.1.4　組織の浄化と間葉の再活性化 ... 29
  - 4.1.5　自律神経の変化と
    ホルモン制御の調和 30
  - 4.1.6　筋障害の治療 30
- 4.2　禁忌症 30
  - 4.2.1　激しく消耗した状態、
    発熱時、心循環器疾患 30
  - 4.2.2　疲労した患者 30
  - 4.2.3　特定の神経疾患における
    刺激治療 31
  - 4.2.4　妊娠初期における刺激治療 31
  - 4.2.5　医薬品処方をともなう治療に
    悪影響をおよぼすケース 31
  - 4.2.6　栄養失調状態、精神疾患、
    治療の拒否 31

5 神経リンパ反射点の一覧表 ... 32
- 5.1 チャップマンによる内臓器官反射点 ... 32
  - 5.1.1 頭部・頚部エリア、上肢、胸郭部器官 ... 32
  - 5.1.2 腹部器官 ... 33
  - 5.1.3 泌尿生殖器官 ... 34
  - 5.1.4 坐骨ゾーン ... 36
- 5.2 グッドハートによる筋反射点 ... 36
  - 5.2.1 胸郭筋前面 ... 37
  - 5.2.2 肩・上肢筋 ... 38
  - 5.2.3 背筋 ... 40
  - 5.2.4 腹側と背側の体幹筋 ... 42
  - 5.2.5 骨盤部位と下肢の筋 ... 44

第2部 神経リンパ反射点を用いた治療

6 神経リンパ反射点を用いた基本治療 ... 48
- 6.1 身体器官治療と反射点グループ ... 48
- 6.2 基本の治療 ... 48
  - 6.2.1 基盤・前提 ... 48
  - 6.2.2 骨盤平衡への負荷で一番重要な機能的要素 ... 48
  - 6.2.3 Th12の炎症に対する触診と治療 ... 50
  - 6.2.4 腸骨（腸骨翼）のずれに対する検査と治療 ... 51
  - 6.2.5 距腿関節の負荷 ... 53

7 ホルモン機能障害と自律神経失調症（ストレス） ... 54
- 7.1 概要 ... 54
  - 7.1.1 潜在性甲状腺内分泌疾患の徴候 ... 54
  - 7.1.2 ホルモンと自律神経の機能症状 ... 54
- 7.2 内分泌群 ... 54
  - 7.2.1 子宮広間膜・第1前立腺ゾーン ... 55
  - 7.2.2 子宮 ... 56
  - 7.2.3 生殖腺（卵巣・精巣） ... 57
  - 7.2.4 甲状腺 ... 58
  - 7.2.5 副腎 ... 58
  - 7.2.6 ホルモン群の追加反射点 ... 59
- 7.3 自律神経失調症（ストレス）における追加反射点 ... 59
  - 7.3.1 小脳 ... 59
  - 7.3.2 大脳 ... 60
  - 7.3.3 自律神経失調症、神経衰弱 ... 60

8 感染症群と免疫刺激の可能性 ... 61
- 8.1 概要 ... 61
- 8.2 感染症群 ... 62
  - 8.2.1 肝臓（肝臓代謝） ... 62
  - 8.2.2 胆嚢と胆管 ... 63
  - 8.2.3 脾臓 ... 63
  - 8.2.4 副腎 ... 63
  - 8.2.5 追加反射点 ... 64
- 8.3 免疫調整と気道の局所反射点 ... 64
  - 8.3.1 鼻 ... 64
  - 8.3.2 咽頭 ... 65
  - 8.3.3 副鼻腔 ... 65
  - 8.3.4 喉頭 ... 65
  - 8.3.5 扁桃 ... 66
  - 8.3.6 気管支 ... 66

9 胃腸群と消化器官 ... 67
- 9.1 概要 ... 67
- 9.2 胃腸群 ... 68
  - 9.2.1 大腸 ... 68
  - 9.2.2 甲状腺 ... 68
  - 9.2.3 膵臓 ... 69
  - 9.2.4 胆管、胆嚢、十二指腸 ... 69
  - 9.2.5 小腸「左側」 ... 69
  - 9.2.6 肝臓（肝臓代謝） ... 70
  - 9.2.7 小腸「右側」 ... 70
- 9.3 その他腹腔内器官 ... 70
  - 9.3.1 幽門 ... 70
  - 9.3.2 胃液分泌 ... 72
  - 9.3.3 胃のうっ滞 ... 72
  - 9.3.4 虫垂、虫垂間膜 ... 73
  - 9.3.5 回盲弁 ... 73
- 9.4 機能ユニットとしての消化器官 ... 74

10　泌尿生殖器エリア ... 75
- 10.1　概要 ... 75
- 10.2　器官 ... 76
  - 10.2.1　前立腺・子宮広間膜 ... 77
  - 10.2.2　子宮－第2の前立腺腹側ゾーン ... 79
  - 10.2.3　生殖腺（卵巣・精巣）－第3の前立腺腹側ゾーン ... 79
  - 10.2.4　子宮付属器・精巣上体管（卵管・精巣上体と精管） ... 80
  - 10.2.5　子宮筋腫・前立腺腺腫 ... 81
  - 10.2.6　腟、クリトリス、骨盤底ゾーン ... 81
  - 10.2.7　鼠径リンパ節、腟粘膜、帯下 ... 81
  - 10.2.8　腎臓 ... 82
  - 10.2.9　尿道 ... 82
  - 10.2.10　膀胱 ... 83

11　感覚器官と中枢神経系 ... 84
- 11.1　概要 ... 84
- 11.2　器官 ... 84
  - 11.2.1　眼 ... 84
  - 11.2.2　眼と耳のための神経リンパ反射点の解剖学的・生理学的視点 ... 84
  - 11.2.3　耳 ... 87
  - 11.2.4　鼻 ... 88
  - 11.2.5　舌 ... 88
  - 11.2.6　小脳 ... 89
  - 11.2.7　大脳 ... 89
  - 11.2.8　上肢神経炎 ... 90
  - 11.2.9　坐骨神経痛 ... 91

12　代謝の活性化と変化：骨盤・甲状腺症候群、治療チャート ... 93
- 12.1　概要 ... 93
- 12.2　実践に適した治療のヒント ... 93
- 12.3　骨盤・甲状腺症候群の反射点 ... 95
  - 12.3.1　子宮広間膜・前立腺 ... 95
  - 12.3.2　大腸 ... 95
  - 12.3.3　生殖腺（卵巣・精巣） ... 96
  - 12.3.4　鼠径リンパ節 ... 97
  - 12.3.5　腎臓 ... 97
  - 12.3.6　副腎 ... 97
  - 12.3.7　甲状腺 ... 98
  - 12.3.8　胃液分泌 ... 98
  - 12.3.9　胃のうっ滞 ... 98
  - 12.3.10　幽門 ... 98
  - 12.3.11　脾臓 ... 99
  - 12.3.12　小腸 ... 99
  - 12.3.13　眼 ... 99
  - 12.3.14　耳 ... 99
  - 12.3.15　鼻 ... 100
  - 12.3.16　咽頭 ... 100
  - 12.3.17　副鼻腔（上顎洞） ... 100
  - 12.3.18　肺（上部） ... 100
  - 12.3.19　肺（下部） ... 101
  - 12.3.20　小脳 ... 101
  - 12.3.21　肝臓（肝臓代謝） ... 101
  - 12.3.22　胆管、胆嚢、十二指腸 ... 101
  - 12.3.23　心臓 ... 103

13　身体立ち直り反射 ... 104
- 13.1　機能検査 ... 104
- 13.2　四肢の伸展・屈曲負荷の遠心性検査 ... 104
- 13.3　身体立ち直り反射点 ... 106
  - 13.3.1　迷路反射点 ... 106
  - 13.3.2　位置 ... 106
  - 13.3.3　症状 ... 106
- 13.4　眼筋協調 ... 107
  - 13.4.1　症状 ... 107
- 13.5　頚部立ち直り反射 ... 107
  - 13.5.1　症状 ... 108
- 13.6　骨盤立ち直り反射点 ... 108

第3部　グッドハート反射点による筋治療

14　グッドハート反射点による筋治療 ... 110
- 14.1　概要 ... 110
- 14.2　頚椎 ... 110
  - 14.2.1　第1グループ：頚部屈筋・回旋筋・伸筋（斜角筋、胸鎖乳突筋、頭長筋）、チャップマンによる副鼻腔ゾーン ... 110

  14.2.2 第2グループ：頚部屈筋・回旋筋・伸筋(斜角筋、胸鎖乳突筋、頭長筋)、チャップマンによる咽頭ゾーン ..110

  14.2.3 第3グループ：頚部屈筋・回旋筋・伸筋(斜角筋、胸鎖乳突筋、鎖骨下筋、加えて胸骨舌骨筋)、チャップマンによる鼻ゾーン 111

  14.2.4 頚椎の回旋検査と治療 111
  14.2.5 硬直した頚部 112
 14.3 **肩甲帯** **113**
  14.3.1 棘上筋と小胸筋の追加反射点 ...114
  14.3.2 オーウェンスによる症状 114
  14.3.3 小胸筋 114
  14.3.4 鎖骨下筋 115
  14.3.5 僧帽筋下部－大胸筋の二次的反射点 115
  14.3.6 前鋸筋 116
  14.3.7 大胸筋 116
 14.4 **上肢** **117**
  14.4.1 上肢ゾーン、チャップマンによる上肢神経炎 117
  14.4.2 上肢神経痛 118
  14.4.3 内転筋ゾーンと内転筋群 119
  14.4.4 三角筋 122
 14.5 **体幹** **122**
  14.5.1 腹斜筋と腹横筋 122
  14.5.2 腹直筋 123
  14.5.3 仙棘筋群 123
 14.6 **骨盤と下肢** **124**
  14.6.1 大殿筋 124
  14.6.2 大腿筋膜張筋 124
  14.6.3 下肢グループ 125
  14.6.4 内転筋ゾーン 125
  14.6.5 ヒラメ筋、腓腹筋、アキレス腱炎 .126
  14.6.6 治療 127

第4部　図表集

15　神経リンパ反射点の治療のための図表集 130
 15.1 胸郭上部の前面反射点 130
 15.2 胸郭下部の前面反射点 134
 15.3 腹腔反射点 137
 15.4 骨盤部位における腹側反射点 139
 15.5 大腿ゾーン 141
 15.6 頚部と背部の背側ゾーン 143
 15.7 腰椎と背側の骨盤ゾーン 148
 15.8 大腿後面ゾーン 151

第5部　他の療法とのコンビネーション

16　神経リンパ療法とマニュアル・セラピー 154

17　マッサージ 155
 17.1 概要 155
 17.2 マッサージのチェックポイント 155
 17.3 古典的マッサージのテクニック 155
 17.4 診断で鍵となる筋 155
 17.5 結合組織マッサージとカッピング療法 156
 17.6 複合的な物理的浄化療法（マニュアル・リンパドレナージ） 157

18　足部の反射ゾーン療法 158
 18.1 概要 158
 18.2 反射区の局所図 158
 18.3 足部の検査と触診 158
 18.4 症状ゾーンと背景ゾーン 159
 18.5 反応 159

19　浄化・変化療法 160

20 反射・浄化テクニックと投薬を組み合わせた療法 161

- 20.1 反応 161
- 20.2 治療のポイント 161
- 20.3 カッピングとカッピングマッサージ 161
  - 20.3.1 カッピングとチャップマン反射点 162
- 20.4 瀉血 163
- 20.5 薬用ヒル療法 163
- 20.6 茶の摂取 164
- 20.7 断食・治癒断食 164
  - 20.7.1 適応症 164
  - 20.7.2 誤った目的・禁忌症 164
  - 20.7.3 実施のためのヒント 164
  - 20.7.4 安全注意事項 165

21 ニューラル・セラピー 166

- 21.1 概要 166
- 21.2 ニューラル・セラピーと神経リンパ療法 166

第6部　付録

- カルテ用フォーマット 170
- 参考文献 175
- 専門学習機関 178
- 図表の引用元 179
- 索引 180

第1部
基礎

1	はじめに	12
2	神経生理学的基礎	18
3	治療の基礎	26
4	適応と禁忌	29
5	神経リンパ反射点の一覧表	32

1 はじめに

1.1 神経リンパ反射点の発見

　フランク・チャップマンは1897年にオステオパシーの学習を始めた。その後、何十年にもわたる臨床治療の間に、内臓障害は解剖学的に正確に特定可能な浅筋膜の部位に腫れをともなって定期的に現れることを突き止めた。このポイントは触診可能で、圧迫を感じやすいことが多く、常に同じ身体の表面の層において見つけることができる。それは骨膜、筋、筋膜部位に、キビの穀粒から繊維の束のようにまで感じられるしこりや腫れをともなう変化を意味する。

　チャップマンがオステオパシーを学習していた当時、ほとんどすべての疾患は、関節の持続的機能障害を伴って生じるという意見が占めていた。約30年にわたるキャリアののちに、チャップマンは、その意見は多くても彼の患者の20％に当てはまる程度だと確信した。彼にとって、関節部位を含むリンパの流れの阻害と疾患の成立の関係性の方がより重要であるように思われた。この常に気になる腫れた部位を前提として、チャップマンはこの現象の診断的・療法的意義を系統的に研究することを始めた。

　最終的に発見した関係性を、彼によって名付けられた「神経リンパ的」反射現象に次のようにまとめた。

　リンパの阻害とともに現れる**内臓**の慢性疾患的変化は、**その内臓に反応が結びつく身体表面のゾーン**にリンパの腫れを同時にもたらす。そして我々はそのリンパの腫れを通して逆に内臓への治療を働きかけることができる。

　治療後の浮腫の解消、器官機能の改善のような一般的反応、または間質細胞組織から老廃物を除去したことによる下痢の症状などは、リンパエリアにおける作用が働いたというチャップマンの経験による仮説が証明されることを意味する。

　内臓から表面の結合組織層へ、そしてその逆にも作用する制御システムは内臓体性反射である。その意味における素早く反応する要素は、チャップマン反射点を刺激した数秒のちに身体反応が生じることが治療で証明可能であることにつながる。そこでは、膝蓋腱反射のような厳密な生理学的意義における不随意反射ではなく、自動制御メカニズムによる刺激が重要となる。膝蓋腱反射や眼瞼閉鎖反射とは反対に、チャップマン反射点は過剰に刺激して疲弊させることも可能である。これは治療の進行において大きな意味を有す。

　チャップマンは自身の研究を公開することはなかったため、我々は彼の発見をチャールズ・オーウェンスの情報に頼るしかない。オーウェンスはチャップマンの死後、彼の文書を調べ、何年にもわたって検証し解釈した。チャップマンによって発見された反射点と適応症は、オーウェンスが集め、その後公表されたものである。オーウェンスによって公表された、神経リンパ反射ゾーンの作用による「内分泌」の解釈は、今日から見ても病態生理学的に完全に時代遅れの内容である。経験上確実に役に立つとされた反射点が、一時ほとんど忘れられた存在となったことに、時代遅れの説明モデルが起因しているのは確かだろう。元の説明モデルが不十分であったとしても、神経リンパ反射点がいくつかのオステオパシー専門学校において必須科目であり続けた。

　カイロプラクターのグッドハートは、1964年に古典的な神経リンパ反射点の完全に新たな活用可能性を提示した。グッドハートは、神経リンパ反射点と特定の筋または筋群との関連性を見つけた。彼は筋、内臓、経絡の経脈の結びつきを前提とし、そこからアプライド・キネオロジー（AK）に組み入れた、総合的な診断・治療手法を発展させた。我々の認識では、筋の緊張バランス改善のために、神経リンパ反射点を直接的に治療で用いることをグッドハートが記述したことはない。

　オステオパシーをさらに発展させたオーソ・バイオノミーと神経生理学的反射療法（NRT）において、我々は内臓および保護器官と運動器官の筋の治療のために、神経リンパ反射点を診断と治療で組み合わせて利用している。

1.2 包括的な治療法である神経リンパ反射療法

　古代の医術に通じていた人たちは、人生は常に修復と変化を繰り返すものだと分かっていた。彼らはヒトの有機体において、すべての事象は常に変化と運動に支配されていることを認識していた。それは相互作用のもとに成り立つ、エネルギーの流れのようなものだと例えられた。

19世紀まではこの理論が西洋医学にとって重要な意味を有していた。そして現代医学の発展によって、どちらかというと直線的、生体力学的なヒトのイメージへ入れ替わった。数年前から新たな研究によって、身体制御における定常状態はより強調されるようになった。

ヒトを身体、魂、精神からなるひとつのユニットとして捉えた場合、我々の健康状態全般に影響をもたらす数えきれないほど多くの生理的レベルにおける相互作用が起きていることを忘れてはならない。

筋、関節、内臓、筋膜、中枢神経系、内分泌代謝は、健康を保証するために、生体力学的および生化学的視点においても協調して機能しなければならない。このレベルのひとつにでも機能障害が生じると、不調や疾患につながってしまう。神経リンパ反射点によって、我々は反射する筋、腱、内臓、脳、感覚器官に到達することができる。ストレスを調整し、解消し、ホルモン調整に機能的影響を与えることができる。ホルモンを放出し、中枢神経系機能に影響を与えることは、感情的な反応や精神状態に作用することにつながる。

脈管外通液路を活性化させることは、局所的な浄化と免疫状態の改善を導く。細胞膜や基質の細胞間隙に堆積した、いわゆる老廃物といわれる物質のモビリゼーションを通して、ヒスタミンやブラジキニンのような炎症伝達物質が血管に増加して流れ着く。

血液を循環する刺激物質を洗い流すことは身体を解毒するが、もし治療方針が守られなければ、悪臭をともなう発汗や尿、便、頭痛、ひどい疲労感、循環不調、身体・精神的不安定など不特定の症状を引き起こすことがある。同時に、「解毒」を通して、どちらかというと明確ではない不調を抱える患者が、不調のはっきりとした軽減を感じることができる。明らかな原因の欠如や、間質細胞内にある代謝負荷の存在の無知によって、それらの不調は心身のコンディションを原因とする間違った解釈をされることがよくある。

我々の身体の自動制御メカニズムのシステムは、自己治癒力と一括して表現される。肉体的外傷、精神的トラウマ、毒素、食事習慣などは身体の代償能力に負荷をかけ過ぎて、さらなる激しい不調を引き起こすことがある、目に見えない他の負荷ファクターを突然生じさせてしまうことがある。欧米には、最後の一滴盃を溢すということわざがある。神経リンパ反射点を用いると、疾病原因である身体要素の全体像を解明することが容易になる。神経リンパ所見の価値を認めると、セラピストはこれまであまり気にしてこなかったような複雑な関係性を学ぶことができる。

この解明のためには、詳細な既往歴のほかに、検査に次の事項を検討しなければならない。
- 筋、筋膜、関節の運動器官
- 呼吸器、消化器、泌尿生殖器などの内臓
- 中枢神経系、感覚器官、末梢神経の構造と内膜
- 認識、気分、反応の変化を伴う精神状態

チャップマンとグッドハートによる神経リンパゾーンを用いる療法は、我々の身体システムにおいて様々な方法で制御しながら取り組むことができる。負荷の種類に応じて、自己治癒力への刺激を設定したり、現在成功している他の療法を介在させたりすることを通して患者の負担を減らしていく。

1.3 神経リンパ反射療法とオーソ・バイオノミー

1.3.1 オーソ・バイオノミー

オーソ・バイオノミーは、イギリス系カナダ人のオステオパシー医師、アーサー・リンカーン・ポール（1929－1997）によって、オステオパシーを発展させた療法として樹立された。これは、柔道整復と理学療法の要素とも結びついている。オーソ・バイオノミーはとりわけ治療法則に特色がある。様々な特殊なテクニックとして、関節、軟部組織、内臓テクニック、頭蓋仙骨（クラニオセイクラル）テクニック、反射テクニックが含まれ、エネルギー現象療法のテクニックにも取り組む。オーソ・バイオノミーの目的は常に、ヒトの自己制御メカニズムをサポートし、その資源を補強することにある。過去20年の間に、オーソ・バイオノミーと、チャップマンとグッドハートによる神経リンパ反射点との臨床・理論に関する論争も、基本的により良好な理解に発展し、神経リンパ反射療法の独立へとつながった。

ポールは1974年からアメリカ合衆国とカナダで彼の治療テクニックを教え始めた。1982年にスイスで初めて講習会を開いた。1987年からは、ドイツでオーソ・バイオノミーを教えている。彼は自身の臨床経験から、症状と戦うのではなく、その代わりに提示されている身体・運動パターンに従い、またはそれらを補強することを発展させた。オーソ・バイオノミーでは保護反射は妨げられず、治療内における処置へのヒントとして利用される。

スティルとサザーランドはいわゆる間接法を評価していた。「間接」とは、セラピストが技術的に患者の抵抗に対

抗するのではなく、動きやすい方向に動かすことを意味する。ポールの学生時代におけるオステオパシーの世界では、まだ直接法が優勢であった。

徒手医療の間接法と、オーソ・バイオノミーや神経生理学的反射療法（NRT）における動きやすい方向への取り組みの大きな違いは、どこに焦点を合わせるかにある。スタンダードなマニュアル・セラピストやオステオパシー療法士は、間接法でも症状を取り除く直接的意図のもと治療を進める。オーソ・バイオノミーやNRTの原則に従って取り組むセラピストは、制限なく、患者が自由で快適に感じる方向へ導く。彼らは不足分に対処しようとするのではなく、患者の問題を解決するために患者の持つ資源を保護しようと努力する。

存在する身体パターンを意識的に強化したり強調したりすることによって、ポールはひとつの原則を身体療法に導入した。その原則とは、似たものを似たもので癒すというホメオパシーの治療方針に近いが、臨床医療の現場にも存在しているものである。

ポールのコンセプトにおいて新たな試みだったことは、どのレベルにおける症状に対しても、対抗しようとするのではなく、そのパターンに従うことを決断したことだった。オーソ・バイオノミーでは、症状の表現は治療に利用して、わざとそれを誇張することによって身体に実感させ、最終的に患者が反射して患者自身が理解できるようにする。緊張した筋は短縮する。そのためセラピストは筋の起始と停止を近づけ、存在するパターン、つまり短縮刺激を補強させたり誇張させたりする。

身体独自の保護反射は、よく病理的な症状と誤って思われることもよくあるが、「直接的」な修正マニピュレーションの意味における刺激モビリゼーションを行うのではなく、身体を強調してさらに特有の保護肢位に導くことによってその反射を補強するように取り組む。治療における肢位や運動は、存在する構造的、機能的、エネルギーパターンを活性化させ、サポートし、強調させる。治療は患者の負荷を軽減させる。症状は現時点における自己調整の表現として評価される。そして患者のためのより良い解決法を探すポジティブなスタート地点として捉えられる。自動制御の活性化は、個々の身体パターンの完成と調整を通して実現される。

オーソ・バイオノミーの目的は、「オリジナルの概念の発展」と強調されているように、ヒトの生命エネルギーを独自の自己表現においてサポートし、さらに発展させることにある。

記載されている手法は構造的、機能的、およびエネルギー分野において使用される（文献 [76], [99]）。オーソ・バイオノミーを正しく施術すると、患者はリラックスでき、効果的なサポートを実感できる。

1.3.2 治療原則

オーソ・バイオノミーの治療基盤を共有するどの療法も、原則としてオーソ・バイオノミーとしてみなすことができる。基準となるのは治療原則の順守である。これは神経リンパ反射療法においても同様である。

- どの把持や肢位も不快さや痛みを引き起こしてはならない。それは保護メカニズムや抵抗メカニズムを避けるためである。
- 組織は解放状態（副交感神経優位）にある状態の方がより良く再生するので、患者にとって快適な肢位や運動を探すこと。
- 治療結果は事前に限定しない。それは、どの「症状」も自己組織化の最初の表現で、もしかすると現時点における健康維持のために必要であるかもしれないからである。
- 存在するパターンを強調して、現状の自己組織化を理解することができるようにする。
- 患者の感覚と反応を尊重すること。
- 患者にとって与えられる刺激はできるだけシンプルで分かりやすい質のものに維持されなければならない。刺激の洪水は避けなければならない。患者は治療の刺激に対して反応し、それを処理する十分な時間を与えられなければならない。
- セラピストは、治療のときは常に自身の身体的・精神的状態に注意しなければならない。セラピストと患者による不注意な対話は、のちに妨げとなる誤解を生じさせる可能性もある。

1.3.3 治療レベル

オーソ・バイオノミーにはいくつかの**治療レベル**が存在する。本書では構造レベルと反射レベルにおける治療について述べる。

構造的テクニック

ここには関節テクニックと筋・筋膜（等張性収縮、等尺性収縮、モビリゼーション）へのアプローチが含まれる。軟部組織は接近させ、関節はソフトで解放させる肢位でわずかに押す。

動的テクニック

組織の自然な反射や運動を導き、サポートし、あるいは意図的な反射テクニックで始動させる。これは特に頭蓋と内臓への取り組みにおいて重要となる。

エネルギーテクニック

ここではエネルギー現象の認識と、セラピストと患者間のエネルギー相互作用が前提となる。オーソ・バイオノミーの原則による特殊なエネルギー反射テクニック、チャクラやオーラの取り組みは互いに入り混じっている。

身体精神テクニック

身体器官の治療のほかに、患者とセラピストの治療におけるコミュニケーションと相互作用が重要になる。このレベルでは、身体的外傷と精神的トラウマにも考慮し注意を払う。

反射テクニック

オーソ・バイオノミーで行われる反射テクニック、とりわけ結合組織と骨膜部位の治療では、診断の検証や治療の手段として神経リンパ反射点が非常に重要な役目を担う。

1.4 自己の経験と発展

セミナーをつい先ほどまで行っていた教室に戻ると、セミナー参加者の自発的な熱気と次第に盛り上がりを見せた雰囲気が感じられ、部屋の空気にもわっとした強烈な匂いを生じさせるほど熱を帯びていた。それほどまでに、チャップマン反射点を用いた治療は文字通り浄化作用をもたらすのである。この、結合組織から分離した物質のもとでは、日常生活で生じる疲労感、集中力の乱れ、しだいにひどくなる情緒不安定に直面して、向精神薬のような状態にあるといえる。

自己の身体における作用の経験から、今日、神経リンパ反射点の治療におけるポテンシャルに夢中になるまでには長い道のりがあった。

内臓への神経リンパゾーンの意義をさらに解明するための重要なきっかけは、私の妻であった。彼女は自身の治療室のために、ドイツ語で表記した大きな一覧表を必要としていた。A5の用紙にごちゃごちゃとなぐり書きされた表をただ拡大するだけでは彼女の意に沿わないだろう。元の一覧表は一対で存在する身体器官はすべて両側とも記載され、荒い方眼紙の線と重なり合ってより見づらくなっていた。

そのため、私は原本をもう一度参照しなくてはならなくなった。そこでオーウェンスによる「内分泌」器官におよぼす反射点の作用を解説する章にまず驚いてしまった。扁桃や肝臓、その他器官は現代の専門用語においては内分泌腺のカテゴリーに属していない。二つ目のハンディキャップは、「急性炎症」を意味するすべての器官の名称の最後に「itis」を固定してつけていることである。最初は混乱したが、後に元の名称が明らかになった。チャップマンの時代には、その炎症「itis」に効果的な、安全で刺激性のない医薬品を医師は有していなかった。急性炎症患者の生存チャンスを改善するどのような小さな助けでさえありがたいものであった。そのため、当然チャップマンは急性炎症の治療に大きな注意を向けていた。

時代遅れとなった病態生理学的解説と、今日では適切な表現が存在し確実に治療の可能性がある、語尾に「itis」を固定する二つの要素は、チャップマンの画期的な発見が長期間忘れられていた原因でもある。

「itis」に関しては、現代医学は多くの治療法を有している。しかし、形態学的背景をもつ、またはもたない、何度も繰り返す機能障害や、慢性的な機能障害の多くの症状の名称につける「ose」に関してはどうだろう。この治療法に関しては、診断、治療の両面において臨床医学では不足しているように見える。内臓の機能負荷については、チャップマンによる神経リンパゾーン、そしてのちに紹介するグッドハートによるゾーンが大活躍する分野であるといえる。

妻のための一覧表作りでは多くの修正と改善を行わなければならなかったが、第1ステップとして、英語の炎症の定義を器官のシンプルな名称に訂正した。それによって、現時点でどの疾患が存在しているかには関わらず、検査と治療において幅広い適応の多様性への道が開けたと感じられるようになった。

一覧表を見やすくするために、反射点が左右両方にある場合でも片方にしか記さず、一対の器官には、見出しの下に常に両側にあるという注意書きを加えた。

その上で一覧表をよく見ていると、私に新たな疑問が生じた。チャップマンとオーウェンスによる多くの反射点はなぜ右、または左にしか存在しないのだろう、と。最初に

第1部 基礎

1 はじめに

目についたのは背側の横隔膜反射点で、それは左側にのみ存在するように書かれていた。しかし横隔膜は両側に神経がいきわたり、筋線維群から成り立っているのではないだろうか。そうであれば相応する反射点は両側にあるべきではないだろうか。事実、今日では反射点は背側の両側に存在し、陽性を示したら両方を治療しなければならないことが明らかになっている。

肝臓と胃も両側を有しているということが認識されるまで長い時間がかかった。以前は既往歴、診察、所見でも異議を唱えられていた。肝臓は右葉と左葉で対を成した器官である。胃は腹腔のどちらかというと左に位置しているが、消化管の構成要素として中心に位置しており、両側から刺激を受けている。

チャップマンは優れた忍耐力をもつ観察者で実用主義者であったため、何よりもまず患者を助けることができる治療テクニックを探すことを優先した。我々が持つ、作用メカニズムをより良く理解したいという要求は、彼にとってどちらかというと二次的なものであった。次の神経生理学的基礎の章では、成果を示す器官に影響をおよぼす相互作用に関連すると思われるメカニズムについて言及する。

臨床での成功体験は、チャップマン反射点への喜びと感動をもたらすだろう。すぐに鎮静化させることができる生理痛や背部痛、慢性便秘はゆっくりとだが確実に便通を制御することで解決し、線維筋痛症の治療においても成功を収める。チャップマン反射点がこのように多彩に用いられるとは誰も想像できなかっただろう。

ドイツオーソ・バイオノミー協会での授業や自然療法に関する医師へのセミナーにおいて、我々は神経リンパ反射点を用いる療法を、独立した反射セラピーとして紹介した。同僚たちからの反応はときに楽しく、我々のやる気を引き起こしてくれた。私はある午前に全く知らない男性からの電話を受けた。「ウェーバーさん、あなたが私たちのところで行ったセミナー以来、私の職場は噴水になってしまいましたよ。」私は、「なんですって。」と答えた。「あなたはリューベック市で鼻と副鼻腔のためのチャップマン反射点をレクチャーしてくれたではありませんか。私はキール市の医師です。私が患者に自己治療としてチャップマン反射点を教えると、鼻水や汚れが川のように流れて副鼻腔がすっきりするようになりました。そのため一度お礼を言いたかったのです。では失礼します。」そうして彼は電話を切り、私はあっけにとられて彼のいった「噴水」に思いをはせた。

次の大きな知識を深めるきっかけは、ヴィッテン市でのセミナーにおける緊急事態から生まれた。私はおよそ100人の参加者を前に頚椎の徒手による治療について説明し、質疑応答の時間を設けた。ひとりの整形外科医が「70歳以上の患者で深刻な頚椎の回旋制限を呈している場合なにができますか。彼女はすでに・・・」と、これまで大学や補完的な医学組織で教えられている様々な手法を試みたが、成果を出せないでいることを延々と列挙し始めた。参加している第一人者たちの多くが疲れ果ててしまっているかは分からないが、私は言葉を失ってしまった。そしてそれよりもさらにひどいことに、「私は患者を連れてきました。私の母親です。お母さん、こちらに来て。」と参加者が言った。背の低い上品な白髪の女性が微笑みながら教壇に上がってきた。一体どうしろというのだろう。同僚の誰もこれまでおそらく試していないことだろう。私はその1週間前に、ハンス・ガルテンが書いた、グッドハート反射点に関する短い記事を読んでいた。その内容は、私がこれまで一度も聞いたことのないものだが、私がすでに治療において成功をおさめていたチャップマン反射点に関連する内容であった。そしてそれはまさに運命のように思われるのだが、記事にあったグッドハート反射点の一覧表の中で前述の「噴水ゾーン」がとても強く記憶に残っていた。それはグッドハートによると頚部の回旋に関連するということであった。どのようにこのゾーンを治療すべきか私は分かっていた。

その母親は迷いなく教壇に上がり椅子に座ると、すでに回旋することのできない頚椎の治療を忍耐強く受けた。私は何呼吸かの間、副鼻腔の両サイドにある痛みを感じている反射点を治療し、頚椎の回旋がほとんど制限なく行われるようになったことを確認した。この高齢女性は明るく感謝をして、会場は拍手に包まれ私も嬉しく感じた。当時私がまだ理解していなかったのは、このときに神経リンパ反射点治療にけるいわゆる黄金の卵を発見したということである。この反射点の効果は並外れている。

ウォルターの原本を読み、グッドハートが彼によって記述された反射点を本来は応用運動療法（応用キネシオロジー）の検査目的のためだけに用いたことを知って私は非常に驚いた。筋反射点を最初に記述した人物が、その診断的・臨床的ポテンシャルを把握していなかったことが信じられなかった。

それから何年も経った。最新の筋膜研究との関連における筋反射点の理解の発展は、未来へのいくつかのポジティブな展望を約束するものである。

私の妻によって取り入れられた大きな一覧表は、どの治療室にも貼られ、それは実務における大きな前進といえる。身体表面に近い反射点が痛めば、妻はその都度一覧表を見て確認する。どの内臓と筋群が反射点と関連する

のか。この実用的な問いに対して驚くべき答えを見つけることがある。ひとつの内臓器官がある筋群を通して他の停止につながる起始に負荷をかけ、そこからまた別の内臓構造に負荷をかけることがある。そしてそれは我々が最初の内臓からは関連を想像しなかった場所であることもある。

我々の理解が複合的になればなるほど、それだけ知識とテクニックを伝える別の形式の必要性が急務となる。今日、神経リンパ反射点のみを教えることは少ない。神経生理学的反射療法（NRT）のセミナーでは、テーマを重視して神経リンパ療法をいったん置いて、最適で多彩なテクニックを教授することもある。ただし、基礎は常に神経リンパ反射療法であり続ける。

2 神経生理学的基礎

2.1 髄節ネットワーク

　神経リンパ反射点を含む多くの反射テクニックの重要な解剖学的背景には、髄節内および髄節を超えたネットワークメカニズムがある。それによってはじめて、繊細な調節が必要とされる身体器官の規則的な自動制御が可能となる。

　髄節ネットワーク（▶図2.1）は解剖学的に髄節を編成する脊髄神経に基づいている。ひとつの髄節につき脊髄神経のペアが存在する。これらの神経を通して進化の歴史において関連する器官、そして機能的に関連する器官が互いに結びついている。そのためひとつの内臓の不調が、その内臓と結びつく筋、関節、骨膜、筋膜、皮下組織、皮膚の代謝と負荷能力に影響を与える。そこでは常に、すべてのパートナーとなる器官の相互作用とともに循環・サイバネティックス事象が生じている。相互作用は内臓から身体表面へ、そして身体表面から身体の深い層に起こる。

　脊髄神経は、感覚、運動、自律のカテゴリーから成り立っている。接続している末梢神経には相応する受容器と神経終末があり、それは刺激を受け入れ伝達することを担う。これらの受容器は、体性内臓感覚といわれる情報の質とともに皮膚に影響を与える情報を伝達する。そして、空間における位置の認識に貢献し、内臓の評価のための情報を伝える。すべてのエリアに機械、温度、生物化学、非特定の侵害刺激のための受容器が存在する。

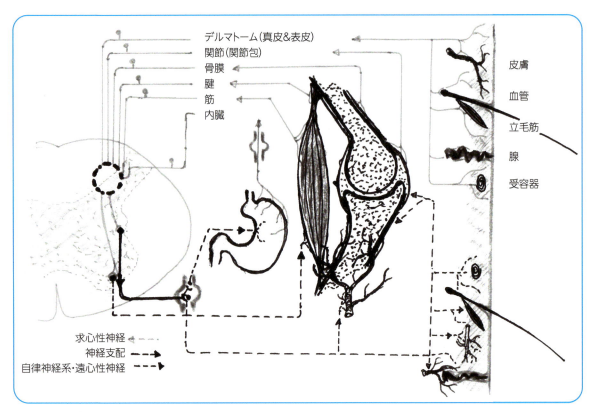

▶図2.1　髄節ネットワーク。

脊髄のネットワークを通して身体の様々な器官部位はつながっている。それぞれの脊髄神経の性質と局所解剖学に応じて次のように分けられる。

- デルマトーム（皮膚部位の供給エリア）
- ミオトーム（筋部位の供給エリア）
- スクレロトーム（骨部位の供給エリア）
- アースロトーム（関節部位の供給エリア）
- ヴィセロトーム（内臓部位の供給エリア）

ひとつの関節や関節ユニットに機能障害が生じると、その場所と結びつく筋、内臓、皮膚に、長期にわたる組織変化を呈す負荷反応が生じることがある。制御はすでに述べたように一方通行ではないので、身体表面の変化した組織を通じて、その場所と結びつくシステムすべてに影響を与える可能性がある。

神経リンパ療法では、両側比較や、周辺との比較において、髄節の負荷を示す表面に近い組織構造を扱う。

年齢による生理学的な正常性質とも比較して、次のパラメータにも注意を払う。

- 結合組織のボリューム（層の厚さ）
- 生理学的滑りの範囲内における結合組織の動き具合
- 組織の張り（膨張圧）
- 線維組織の伸び具合
- 表面温度
- 皮膚と深部組織層の接触過敏性の高まり、または疼痛度合

2.2 受容器

受容器は機能に応じて外受容器、固有受容器、内受容器に分類される。

外受容器は表皮・皮下組織、粘膜への外からの刺激に反応する。固有受容器は、特に空間における位置と運動の情報を与える。内受容器は内臓部位に位置している。

2.2.1 外受容器

圧受容器と触受容器

ここにはメルケル細胞（無毛部）、**ピンカス小体**（有毛部）、ルフィニ小体が含まれる。

皮膚の触覚は、特定の刺激に反応する機械センサーを通して伝達される。**メルケル細胞**は圧の強さに反応し、**ルフィニ小体**は伸長刺激、**ファーター・パチニ小体**は振動に、マイスナー小体は指の指腹面で圧の変化に反応する。**マイスナー小体**は順応が速い（RA=rapid adapting）**機械受容器**に数えられ、刺激の強さの変化の間のみ発火する。ルフィニ小体はゆっくりとのみ順応し、SA受容器（slowly adapting receptors）に属する。皮膚に存在するルフィニ小体は、皮膚に物体が触れたことのみ伝達するのではなく、どのくらい皮膚の深くまで押されたかも伝達する。

振動受容器と運動受容器

ファーター・パチニ小体は非常に迅速に適応する振動受容器で、常に変化する刺激インパルスに反応する。静止状態から運動への推移、運動から静止状態への推移に反応し、単調な運動には反応しないため、特に振動と運動の認識に適している。

侵害受容器

ほとんどすべての受容器は、一定の刺激強度から侵害受容器になる。最も多い侵害受容器は、皮膚、筋、関節、骨膜、血管の内壁にある自由神経終末である。損傷、または痛覚受容器は機械刺激、化学刺激、温度刺激に反応する。侵害受容器は高い刺激閾値を有するが、順応はしない。刺激の反復と増幅は求心性作用の高まりを導き、新たに形成される侵害受容器の増加を導く。侵害受容器の刺激はA-γ-システムを通して筋のトーン増加をもたらし、呼吸系と心臓循環器系を興奮させる。侵害受容器は外因性および内因性の化学物質に反応する。例えばプロスタグランジン、ヒスタミン、セロトニン、キニンがある。もし有機体が、損傷または痛覚認識に対し適切な解決法を見つけられなければ、該当する箇所にさらに多くの侵害に敏感な神経終末が形成される。我々の身体が、痛覚と不快さが増すことを通して考えられる習慣への影響や抑圧効果を補償し、侵害刺激の回避のために反応を強要することは、慢性疼痛疾患を誘発させてしまうことがある。

温度受容器

冷覚受容器と温覚受容器に分けられる。この受容器においても自由神経終末が関わり、組織学的に実際は侵害受容器と区別されないものである。刺激を受けると身体は反射的に血管の内径を変化させて反応する。冷覚受容器がおよそ5℃から40℃の間で機能するのに対し、温覚受容器は30℃程度から反応する。冷覚受容器は5℃以下になると疼痛を引き起こし、温覚受容器では45℃以上で疼痛を引き起こす。

固有受容器

固有受容器（自己認識という意味である）は空間における位置の情報を伝える。深部感覚を伝え、筋、腱、関節に位置している。

筋の張力受容器

筋受容器は「筋紡錘」と表現される。それは、長さと長さの変化、そしてその速度を伝える。筋紡錘の局所が伸長によって刺激を受けると、単シナプス反射弓を通して筋のトーン増加が生じる。さらに、筋紡錘は脳幹、視床、視床下部、大脳基底核、小脳、大脳皮質からの情報にも影響を受ける。それは、なぜ精神的なストレス要因が筋緊張に作用するか説明するものである。

筋膜と腱の張力受容器

筋の結合組織膜では、ゴルジ腱器官が単調な運動の実行に関して、筋の張力を感知している。刺激を受けると、自己の筋に対し調節しながらブレーキをかけ、拮抗筋を緊張させる。極端な負荷のもとでは、ゴルジ腱器官は保護スイッチのような役目を果たし、筋のスイッチを切る。

関節の張力受容器

下記のタイプに分かれる。

- **タイプⅠ受容器**（ルフィニ小体）：圧受容器（前述の通り）で、例えば関節滲出液の膨張感覚を伝える。
- **タイプⅡ受容器**（ファーター・パチニ小体）：関節包の張力変化に反応する（振動受容器と比較）。
- **タイプⅢ受容器**：ゴルジ腱器官に似て、関節運動の最終時、張力の高まりに反応する。このようにしてストレス状況を知らせる役割を担う。
- **タイプⅣ受容器**：既述のように侵害受容の自由神経終末が関係する。

内受容器

内臓エリアにおいては特に侵害受容器が重要である。内臓エリアの滑らかな筋の伸長や収縮、化学刺激、自律神経による刺激に反応する。

ほとんどすべての身体部位に、薄く髄鞘のないC線維が存在し、それは機械刺激と温度刺激にのみ反応する。

2.3 髄節を超えたネットワーク

多くの脊髄髄節を通した内臓の自律神経供給は、チャップマン反射点を反映する。卵巣、小腸、大腸、肝臓のための非常に多くの、または大きなゾーンが存在する。髄節ネットワークの厳密な個々のゾーンと同様、疾患の目的部位との結びつきを通して栄養の変化を示す表皮、皮下組織、骨膜、筋の、最大反射点を触診する。例えば痛覚鈍麻や浅筋膜に対する皮膚の滑りの欠如（癒着）、腱の起始の疼痛や骨膜の圧迫に対し痛みを感じる膨張部が挙げられる。

2.4 局所的作用

チャップマンによって発見された、内臓治療のための神経リンパ反射点の多くに関し、髄節反射の相互作用の重要性は大きくなっている。そのほかにも、その作用が局所的関係性によって説明できる多くの反射点が存在する。

ひとつの例として膀胱の腹側反射点がある。臍の周辺のゾーンは膀胱を支える尿膜管の出口点である。臍ゾーンの治療も尿膜管の直接的治療も排尿障害を改善させる。恥骨結合部位における二つ目の反射ゾーンは、恥骨膀胱靭帯の上にある。

横隔膜のための後面および前面ゾーンは肋骨または剣状突起の上に位置し、そこには横隔膜の起始の内側が位置している。

上肢の神経炎ゾーンは小胸筋と大胸筋の鎖骨部の上に存在する。周辺構造を近づけることを通して局所を解放することは、その下に位置する腕神経叢の軽減も導くことがある。重要なのは両方の筋のリラックスであり、持続的な拘縮は拮抗筋のトリガー症候群（筋筋膜性疼痛症候群）を引き起こすことにつながる。これは神経根痛や神経炎の症状に似ている。

その他の局所的説明モデルは鼠径リンパ節、子宮広間膜、眼のための反射ゾーンに存在する。

2.5 筋機能連鎖

チャップマン反射点の作用が脊髄反射で説明可能であることに対し、筋へのグッドハート反射点の作用は説明できない。そのためには筋膜連鎖の説明モデルが最も納得できるもののように思える。多くのゾーンは次の箇所に存在する。
- 筋の起始部。反射点に属する筋群に拮抗して作用する（例えば僧帽筋ゾーン、仙棘筋群）。
- 筋の筋膜伝達部（例えば頚椎の回旋筋、小胸筋）。
- 筋機能連鎖内（Th12連鎖の反射点、仙棘筋群）。

これらの関連性はいくつかの例とともに詳細に紹介している。

2.5.1 仙棘筋群

小胸筋から腹直筋までの前壁筋群は、仙棘筋群や起立筋に拮抗して、体幹を直立させ安定させるために働く（▶図2.2）。前壁筋群の慢性的な短縮は、背側筋群の緊張を強めることを導く。この対抗した緊張バランスから、なぜ仙棘筋群のゾーンが中心（臍の高さ）で腹直筋の起始と胸骨・恥骨に脊柱起立筋のための重要なエリアとして作用するのか説明できる。ステファン・アンドレヒトの最新の研究により、胸鎖乳突筋の起始の伝達部と斜角筋に位置する鼻の反射点が、仙棘筋群のための反射点に属することが判明した。

腹直筋、小胸筋、胸鎖乳突筋両側の解放と拘縮を解くことによって、同時に身体直立に拮抗して作用していた背側筋群をも解放することになる。

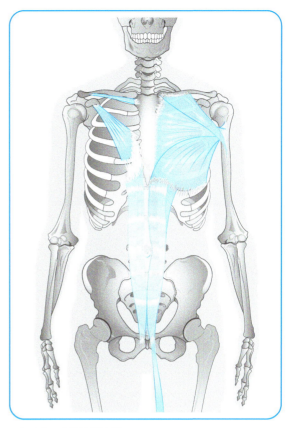

▶図2.2　前壁筋膜連鎖。

2.5.2 胸筋と僧帽筋

胸筋は僧帽筋の直接的な拮抗筋である。片側の大胸筋と小胸筋に短縮や拘縮が生じると、同じ側の僧帽筋のトーンは反射して上昇し、胸椎の直立と肩関節の機能的に適切なポジションを確立しようとする（▶図2.3）。その結果、特に僧帽筋の上部に筋のしこりをともなう硬直や、トリガーポイントの痛みを生じさせることがある。胸筋を一方的にトレーニングで強化しようとすると、脊柱と上肢の可動性に悪影響を与えるパターンを強めることになる。大胸への上腕骨の停止（僧帽筋ゾーン）を通して大胸筋の脱拘縮を行うことは、僧帽筋の上部と中部を弛緩させることにつながる。

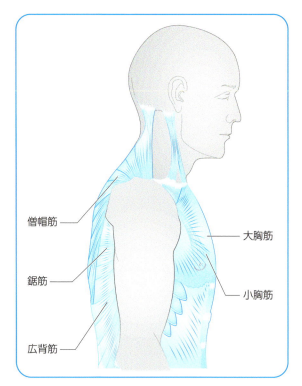

▶図2.3　僧帽筋、胸筋、前鋸筋。

（ラベル：僧帽筋、鋸筋、広背筋、大胸筋、小胸筋）

ゾーンの弛緩テクニックは、もちろん外側広筋にも直接作用する。筋は髄節L2-4から刺激を受ける。

2.6.2　背側

　背側の大腸ゾーンは、腰背腱膜の伸長とおよそ一致する。ここにはチャップマンと同様に結合組織マッサージの大腸ゾーンが存在する。チャップマンゾーンと同様、結合組織マッサージゾーンはどちらかというと髄節反射関連性を示す。腰背腱膜の伸長は、Th12-L2の髄節の皮膚上供給エリアに相応し、それは大腸に交感性刺激を与える。

　腰背腱膜の緊張は腸骨稜に伝わり、そこからさらに腸骨稜の下方の縁にある大殿筋の起始に伝わり、その逆方向も発生する。筋は力の開始の多くを遠位の腸脛靭帯の線維へ伝え、そこから大腿筋膜の安定のために外側広筋に伝える。このようにして、腹側の大腸ゾーンが大殿筋を通して背側の大腸ゾーンへ伝わったことが考えられる。なぜ腹側の大腸ゾーンが、経過とともに個々の結腸部にそのような特徴ある結びつきを示すのかはまだ解明されていない。

　背側の大腸ゾーン（▶図2.5）は同時に大腿筋膜張筋の背側反射ゾーンである。その腱の起始である腸脛靭帯は外側広筋の外側面に位置している。大腸ゾーンにて記述したように、脊柱から腰背腱膜と腸骨稜を通して大腿筋膜張筋に伝わる背側と腹側の関連性が生じる。これらの解剖学的関連性を考慮すると、腸脛靭帯が大腸への作用を持つのかどうかという問いが生じる。

2.5.3　頚椎の回旋における制限

　頚椎の回旋筋、屈筋、伸筋のための反射点に関する私の驚くべきポジティブな経験は、すでに1.4の項にて紹介した。本書から重要ポイントを見逃したくないのであれば、このゾーンを必ず覚えておくことをお勧めする。このゾーンの作用は、斜角筋の起始の筋膜伝達を軽減させることで生じる。同様の解剖学的理由から、咽頭と鼻の反射点も、回旋制限の徴候のために使用することができる。

2.6　組み合わされたゾーン

　骨盤エリアのいくつかの反射点を例として、筋と内臓のためのゾーンが相互的に結びついていることが分かる。

2.6.1　腹側

　大殿筋の前方ゾーンは大腸の腹側ゾーンと同一である（▶図2.4）。それは、大腿筋膜張筋の腹側、外側広筋に位置し、それは同時に子宮広間膜ゾーンでもある。この

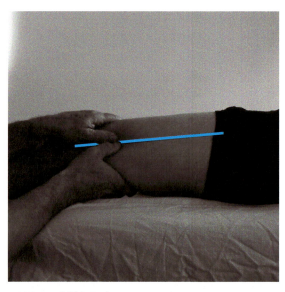

▶図2.4　腹側大腸ゾーン。

2.7 間質細胞組織内の病原性のある相互作用

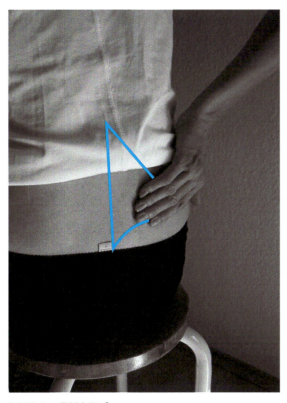

▶図2.5　背側大腸ゾーン。

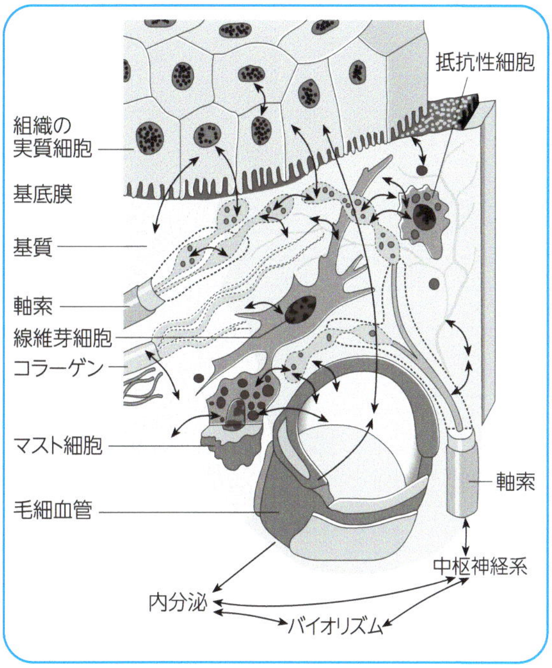

▶図2.6　基礎システム。

興味深いことに、子宮広間膜エリアの負荷は女性にとって生理痛を引き起こす大きな要因であり、それが腰部に広がることは珍しいことではない。

2.7　間質細胞組織内の病原性のある相互作用

2012年に、ファン・デン・ベルクは現在浸透している治療コンセプトを用いるいくつかの思考モデルに対し、限度と異議を唱えた。個々の説明を試みる限界は、彼に、個別の現象の多様性を表現し作用させる、より結びついた全体像を探させることになった。神経リンパ反射療法にとっても重要であるこの全体像は、おそらく結合組織の境のない連続性のなかに見つけることができるだろう。

結合組織はその繊細な線維によって全身を横断し、間質細胞全体を貫いている。

ここでは顕微鏡でしか見えない小さな結合組織線維が、細分化された機能複合体、いわゆるマトリックスのための解剖学的基質を形成する。最初にA・ピッシンガーが間質細胞の解剖学、生理学、生物化学を「自律神経系基礎システム」または簡単に「基礎システム」（▶図2.6）と述べた。彼は、基礎システムを通して、刺激の伝達がほとんど時間の遅延なしでさらに境界なく可能であるということを証明した。

マトリックスのレベルでは、線維、神経終末、毛細血管の構造から流れる推移を見ることができる。粘性の流動的な結合で、線維構造に外観は似ており、生物化学的、生物物理的に機能する長い連鎖の分子と非常に多様な分子凝集を形作ることが証明された（▶図2.7）。長い鎖状の分子は結合組織の終末線維に付着する。その間には短い連鎖の分子と水分が存在する。

2 神経生理学的基礎

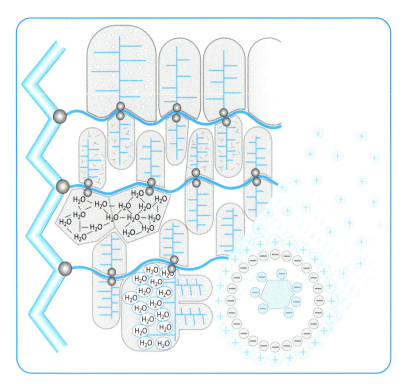

▶**図2.7** マトリックス。

　マトリックスの水分は液体として、また液晶のようなものとして存在する。このマトリックスでは身体細胞の代謝が行われている。マトリックスを通してリンパと呼んでいる基質が流れている。緩い結合組織や筋膜のような線維の圧縮した箇所が、神経と血管のための伝達構造を形成する。それらは、リンパ節、毛細リンパ管、リンパ管への皮下組織内の自由なリンパ隙からリンパの流れを保護する。

　結合細胞とマトリックスに満たされている細胞間隙、リンパ隙は解剖学的基礎となる無制限の結びつきを形成する。ここでは多くの制御現象が現実化され、それらを神経リンパ療法において観察する。

　身体細胞間の結合組織の基質において自律神経線維は終わり、それは侵害受容器として脳の方向への求心性伝達を担う。我々はすべての結合組織の構造において、張力受容器、圧受容器、侵害受容器を見つけることができる（2.2の項）。結合組織に存在する受容器の機械的刺激と生物化学的負荷は、運動器官における疼痛認識のための重要な誘発要因である。

　細胞間隙における自由神経終末は、一方では受容器として働き、他方では神経伝達物質の放出を通してマトリックスの代謝に影響を与える。自由神経終末に加えて、組織のトーンを変化させる特殊な形の受容器も存在する。マトリックスでは交感神経緊張または副交感神経緊張による代謝が実現されている。

　物理的、生物化学的負荷はマトリックス内で緩和される。我々が快適に感じるために、特に酸塩基平衡が重要である。老廃物の輸送のような、供給輸送における困難な代謝は実際過酸化の結果に行きつく。それはまず細胞間隙、そして最終的に細胞自身も該当してしまう。過酸化は炎症につながる可能性を高め、疼痛閾値を低下させる。この状況では、比較的微々たるきっかけが背部痛を引き起こすことがある。マトリックスのニュートラルなpH値は、酸性の環境では線維芽細胞の分解を通して、アルカリ性の環境では線維芽細胞の増加を通してバランスをとる（Kellner 1963, 文献[19]による）。

　アシドーシス（酸血症）の結果として、組織の負荷を減少させるために細胞内外に浮腫が生じる。さらなる変化はマトリックスや細胞膜にアミロイドの沈着が生じ、被膜やマトリックスで活性化する炎症介在物質（ヒスタミン、ブラジキニンなど）の含有量が増える。この事実は臨床において重要である。チャップマンの骨盤・甲状腺症候群の治療図式は、マトリックス内のリンパ代謝を活性化させ、そのため特に線維筋痛症や軟部組織性リウマチの治療に適している。

　同様に、基礎システムに属するのがハイネ・シリンダーで、幾何学上シリンダー（円筒）に配置される双極子分子である。それは筋膜を貫通する繊細な神経・血管束を包み、電磁波振動に反応する。ここでは、これまでエネ

ギーレベルと記載されてきたレベルにおける情報交換をする解剖学的基質を見つける可能性がある。

2.8 神経リンパ反射点の交感性・副交感性作用

神経リンパ反射点の徒手による治療は、局所における単シナプス性解放を生じさせ、同時に後角への目的を定めた求心性情報を提供する。その場所には、侵害受容器を鎮静し、その場所に属する神経リンパ反射点の範囲における組織に活発な化学物質に局所的な影響を与え、圧受容器、運動受容器、振動受容器からの解放を通して達することができる。後角では側角、前角への伝達が生じ、そして結びつく反射反応が生じる。

後角からの皮質下中枢と皮質中枢への上行性刺激は、間脳と視床下部に行きつく。ここでは自律機能のコントロールが行われている。大脳辺縁系への接続は無意識的反応と意識的反応の緊密な関係性を推論させる。視床下部の前方部は副交感神経を、後部は交感神経をつかさどる。

基本的に、視床下部の特定の部位が個々の内臓を担当し、後角から視床下部に伝わる療法刺激は正常値の方向へ制御しながら導かれるといえる。

チャップマン反射点を活性化すると、自律神経系を通して反射点と連結する内臓に影響を与えることが可能である。反射点の治療を通して交感神経緊張の制御が切り替わり、関係する内臓の血流が良くなり代謝推移が素早く正常化する。

内臓の疾患や不調が続くと、複合性局所疼痛症候群のような反射性交感神経ジストロフィーの意味における交感神経系障害を発症させることがある。身体表面には、古典的なチャップマン反射点にみられる、痛みを呈し、血行の悪いリンパの膨らんだ箇所が形成される。内臓には長期的な変性が認められる。

治療に重要なことは、敏感なチャップマン反射点を常に解放させることである。それを通して代謝が減少して「ブロックされた」組織において、血行を良くして反射点自身とそれに属する内臓の栄養状態を改善させるプロセスを刺激する。

2.9 他の反射点システムと神経リンパ反射点・反射ゾーンの比較

内臓のための神経リンパゾーンは、あえて言うのであれば結合組織ゾーンの厚みに類似している。ただし、神経リンパゾーンよりも明らかに平たい。そして神経リンパゾーンを通して浅筋膜に対して真皮を動かすと、その動き具合が制限されることは少ない。

神経リンパゾーンを筋のトリガーポイントと混同してはならない。トリガーポイントは筋腹内に存在することが多い。神経リンパ反射点は腱の起始、骨膜、そして筋膜と入り混じる筋筋膜構造に存在する。圧痛はどちらかというと局所的にとどまる。もし反射点がトリガーゾーンではなければ、グッドハート反射点を用いて筋のバランスを保護し、該当する筋が弛緩し発生したトリガー症状を鎮静させることができる。グッドハート反射点によってトリガー症候群の原因を見つけることが可能なのだ。

神経リンパ反射点が非常に表面近くに存在するのに対し、鍼治療のポイントは深い層に位置していることが多い。例外として、背側のいくつかの反射点は膀胱経絡の内部分岐に位置している。

足部反射点や耳のツボは体性局在を利用し、神経リンパ反射点は髄節反射作用メカニズム、または筋膜連鎖を通して作用を説明できる。

3 治療の基礎

神経リンパ反射点に関するいくつかの基礎情報の知識は、療法を効果的なものにし、実行しやすくする。

3.1 神経リンパ反射点の解剖学的位置と形態学

ほとんどすべての神経リンパ反射ゾーンは、多くは腹側に主要な、そして背側に二次的な反射点をそれぞれ有している。対で存在する器官も単独で存在する器官の多くも反射ゾーンは両側に存在する。チャップマン反射点は、脂肪腫とは異なりほとんど動かすことはできず、活発なポイントは非常に圧力を感じやすい。非常に活発な反射点の特徴は、触診で「画鋲のような感覚」をもたらし、触診のあとにも余韻をひく痛みが残る。

我々にとって評価するために重要なことは、その他の組織の性質と比較した検査するエリアの変化である。患者による主観的な症状を訴える自由は存在するが、持続的な反射の所見は常に、治療の努力または医学的解明の続行へのチャンスである。

3.1.1 腹側反射点

上半身、胸郭、上肢：ここでは小さくしっかりとした、大麦の大きさから豆の大きさまでのしこりを、肋間隙における筋と骨膜の間、または上肢と肋骨の骨膜に見つけることが多い。

下腹部と下肢：恥骨と結合部は胸郭部の反射点と類似している。そのほか、大腿においてはどちらかというと束状の、圧迫に痛みを感じる膨張部がみられることが多い。

3.1.2 背側反射点

これらは主に椎骨の横突起と棘突起の間、棘突起の間の溝、脊柱起立の筋・筋膜層の深くに小さな痛みを伴うしこりとして見つけることができる。位置は、小さな椎間関節のブロックされている疼痛ポイントにおよそ相応する。

3.1.3 主要反射点と二次的反射点

最初に言及したように、治療すべき器官の主要な反射点の多くは腹側に、二次的な反射点は背側に存在する。脳、痔、坐骨神経のためのゾーンなど、いくつかの反射点は背側にのみ存在し、そこで主要なものと二次的な反射点に分けられる。

筋反射点においては、主要なゾーンはだいたい反対側に位置する筋に存在する。そのようにして、仙棘筋群の主要なゾーンは腹側の正中線に存在する。

3.2 治療の方針

3.2.1 一般的な原則

- まず**患者が背臥位となり検査**を開始する。腹側のチャップマン反射点が最初の手掛かりとなり所見の確認に役立つ。所見が不明な場合のみ、最初の確認作業で背側または二次的な反射点も検査する。
- 次に**陽性反応を示す主要な反射点**を治療する。既知の急性・慢性病像への治療に取り入れることができる。そして、臨床での診断を考慮することなく、すべての強い陽性を示しているゾーンを治療することが重要である。反射関係の多様性から、一部のチャップマンゾーンの活性化はすぐに目に見えてわかるものではない。不調の症状は、当初活発なゾーンと関係がないと思われていても、治療後に改善することがよくある。
- 補完的に**二次的な反射点**を治療することが可能である。この場合、もし患者が同時に脊柱部での不調を訴える場合、背側の反射点は多くの場合、小さな椎間関節上に位置することを考慮する必要がある。
- 治療の後に、最初に活発であったゾーンを全体的にもう一度**確認する**必要がある。多くの場合、この反射点の過敏性は弱まり、局所的な腫れもいくらか小さくなっている。
- 陽性の反射点が存在し続ける場合は、いくらか時間をおいて治療を再開しなければならない。局所的な腫れが解消するまで時間がかかる場合もある。

3.2.2　持続的に陽性反応を呈すチャップマン反射点へのアプローチ

- **治療に耐性のあるチャップマン反射点**は1回の治療セッションで2回治療した後には、さらに扱ってはならない。
- 少なくとも1日の休みをとってから、反射点を**確認する**ことができる。身体が刺激への反応を示すが、多くの膨張部において、刺激への完全な反応を示すための時間が治療セッション中では足りないことが多い。関係する自動制御の機能障害が存在する限り、チャップマン反射点も陽性を示す。
- **持続的なチャップマン反射点**は、運動器官に本質的な障害が見つけられない場合、内臓の重大な障害のサインの可能性があるとみなすことができる。その場合これはアラーム症状といえる。臨床での精密な検査が緊急に必要とされる。

3.2.3　慢性疾患

- 慢性疾患の場合は、反射点グループのような上位に分類される制御システムを取り入れることが可能である。特に、運動器官機能の臨床コントロールを補完的に組み込むことが推奨される。陽性の神経リンパ反射点は、内臓または体壁の負荷の現れである可能性がある。脊柱に損傷がある場合、内臓の機能障害と、例えば小さな椎間関節のような、同様の反射弓における陽性のチャップマン反射点を呈す。
- 慢性的なビタミン不足やミネラル不足は、陽性のチャップマン反射点が生じる負担をもたらすことがある。不十分な供給を利用とする欠如状態は、反射療法の治療によって影響を与えることはできない。ビタミンとミネラルの吸収を改善する必要がある。

3.3　刺激の程度

- どの身体療法においても患者の通常の状態を考慮しなければならない。原則として、治療の最初は注意深く進めることが推奨される。最初の2回の治療セッションにおいて、神経リンパ反射点は短時間で、いくつかの反射点のみ扱うにとどめる。
- 学生までの若い患者については特に短い治療時間となるよう気を付ける。乳幼児と小児の神経リンパ反射点を2、3分以上治療しないようにすること。
- 成人患者では、治療時間は通常の状態、年齢、自律神経状況によって左右される（4.2の項）。精神的に不安定な患者、自律神経が不安定な患者においては、やはり非常に短い治療時間から開始することを勧める。負荷をかけることのできる成人においても全体で5、6分より長い治療時間にならないよう気を付ける。最初の治療の後は、個々の反応を待ち、次の予約を入れる。
- 特に注意が必要なのは妊婦と重い心循環器系疾患を抱える患者である。この場合には、経験豊富なセラピストのみ行うことができる。
- 活発な反射点が非常に多く存在する場合は、最大値の反射点のみ扱うようにする。一般的な疼痛過敏性と陽性のチャップマン反射点の集中は、一般的に代謝負荷を導くものである。このような患者の場合は治療の後に激しい反応が生じることを前もって計算しておかなければならない。治療の後は十分な水分を摂取しなければならない。その際、紅茶、コーヒー、イラクサ茶、膀胱を刺激するミネラルウォーターは避けるべきである。スプリングウォーター、薄めたジュース、フルーツティー、アルコールフリーのビールが推奨される。
- 一般的に治療の後、患者は1杯か2杯の水を飲むべきである。なぜなら、神経リンパ反射点の治療を通してリンパに必要な物質の多くが活性化されるからである。ここには前述した該当する間充組織に蓄積した物質が含まれる。器官を解放するためにこの水は「溶媒」として必要である。また水は我々の身体の代謝推移を正常に保つための重要な媒体である。治療の間に刺激された代謝過程は、液体の供給を通してサポートされる。

3.4　治療に対する反応

- 反射点を探すための触診は、できるだけ用心深く行わなければならない。セラピストと患者の**両者**が接触を明らかに感じられる程度の強さでしこり部分を触診する。多過ぎる反射点が力を込めて触診され、その上に治療を施されると、それはすぐに過剰な配分による反応を引き起こしてしまう。
- オーソ・バイオノミーテクニックを用いた治療は、反射弓のすべての構造においてリンパを洗い流す効果をもたらすことが多い。それは血行を良くすることに

よって副交感神経系制御が刺激されるからである。もし患者が治療後に十分な水分を摂取しないと、発熱や頭痛、下痢や発汗などの不快な代謝反応や症状を生じさせることがある。

- 治療中に患者が疲れてしまうことがときどき起こる。治療後数時間経ってから鉛のように重い疲労を感じることはよくある。また排尿や排便の回数が増え、下痢を発症することも観察される。その際、排出物が悪臭を放つことも多い。多くの患者は、尿からアスパラガスのようなにおいがし、多くの水分摂取にも関わらず尿が暗い色をしていることを不思議に思う。そして眠りが浅くなったり、夢を見ることが多くなったりする現象も報告されている。
- これらすべての反応は、神経リンパ反射点治療が効果的に行われた際の正常な現象である。患者がこれらの現象に関して十分情報を得られていれば驚くことはない。それ以上に治療の作用に感動し、セルフケアに関連するコンプライアンスが明らかに改善される。

3.5　治療時間

チャップマン自身は、反射点治療の時間についての指示は明示しなかった。チャップマン反射点を最初に公表したオーウェンスは、5年にわたる神経リンパ反射点治療の経験の後に、ひとつの反射点につき10秒から20秒の治療時間を推奨している。

ミッチェルは後に新たな治療時間の目安を序文に書いた人物で、それはアメリカとフランスのオステオパシー学校にて採用されている。彼は接触時間を20秒から2分までと勧めている。オーソ・バイオノミーの治療原則を考慮すると、治療時間はひとつの反射点につき5秒から10秒で十分である。反射点がすぐに消える、弛緩する、痛みがなくなる、または自律神経が緩和された反応が生じた場合はもちろん接触は早めに解消される。

セラピストは中指の指腹面で、やわらかく、同時に確かなコンタクトをチャップマン反射点に持つ。疼痛をともなう緊張は、周辺の軟部組織を近づけることによって解消する。最も簡単なテクニックは、周辺の筋を反射点に向かってモビリゼーションする、または肋間隙や肋骨の骨膜における反射点において、肋骨を互いに動かすことである。我々は、相応するポジションを通して常に反射点に「ネスト（巣）」を形成したいのである。

触診の際に始めに痛みが生じていたとしても、治療では疼痛を生じさせてはならない。疼痛を生じさせないように、セラピストは反射点上で数秒間、やわらかく、そして指先で「溶かすように」とどまり、リンパドレナージのように非常にソフトにマッサージすることができる。

ここでもう一度強調したいのは、触診で敏感だった反射点のみを治療するべきであるということである。敏感ではない反射点を治療することは、属する器官の自律神経系過剰刺激を導く。

ひどい疼痛を生じさせているゾーンの反射点には、例外的にニューラル・セラピーを施すことができる。

3.6　特殊なケース

3.6.1　反応のない、または反応の鈍いゾーン

慢性機能障害や内臓の負荷が生じているときに、そこに属する神経リンパ反射ゾーンに明らかなしこりがあるのに、触診で圧に対する反応を示さないことがたまに起こる。この現象に対する説明は、人々の経済の規則性に関連させることができるかもしれない。長期間にわたり変化しない刺激や、反応を引き起こさないような刺激は、最新の変化に対する注意力を狭めることがないようにフェードアウトされることがある。特にこの症状は鼻のゾーンで生じる。その場合、明らかな腫れを触ることができるが圧覚に対し敏感ではない。しかし、2回目か3回目の治療からこの状況は次第に変化し、そのゾーンも再び反応を示すようになり非常に敏感に反応するようになる。

副腎ゾーンは、持続的なストレスや炎症疾患の際に負荷を呈する。その場合、既往歴に応じて圧力を増やさないソフトなタッチでしばらくそのゾーンにとどまるよう治療する。ゆっくりと腫れる誤反応が生じる場合があるが、それは最適な解放ポジションを知るための情報として利用することができる。

3.6.2　重複

被膜と骨膜を含む負傷は、圧覚敏感性をともなう局所的な腫れを生じさせることがある。そしてその場合はその陽性ゾーンを治療する必要はない。ひとつの例として、胸鎖関節の鎖骨をぶつけた転倒の後に、鼻の反射点に腫れが生じるケースがある。子宮広間膜ゾーンにはいわゆるセルライトによる組織変化が認められ、それは形態学

上、触ることによる陽性ゾーンとの大きな違いは感じられない。陽性ゾーンとは逆に、この腫れは圧に対する痛みがいくらか少なく、余韻を残す疼痛も生じさせない。

4 適応症と禁忌症

4.1 適応症

4.1.1 概要

チャップマンとグッドハートによる神経リンパ反射点活用の可能性は、前述したとおり多岐にわたる。これは、内臓システムを含む保護器官、運動器官の多様な反射ネットワークから生じている。そこにはマニュアルセラピーではアクセスしづらい器官も存在する。そこには大脳、小脳、呼吸器官全体、心臓、消化器官、泌尿生殖器も含まれる。

神経リンパ反射点活用の可能性（一覧）：
- 下記システムに負荷が生じている場合の診察サポート
  - 内臓
  - 内臓機能連鎖、例えば消化器官や尿道における機能調節
  - 自律神経およびホルモンの制御
  - 中枢神経系
  - 筋と筋機能群
- 内臓の機能障害に狙いを定めた治療
- 局所的および機能連鎖における筋障害の治療
- 一般的な組織浄化と間葉の再活性化
- 自律神経系の調子を変えることや、ホルモン制御系の調和

4.1.2 診断

病院での医学においては、診断は客観化可能な肉体的および生物化学的所見が優先される。それは生命を危険にさらす急性疾患を排除し、もしくはより良く判断するためである。慢性疾患、症候群、そして最初は急性で生命を脅かすものではないが、非常に害のある疾患において、それらの客観的なデータはほとんど存在しない。これが、身体化の意味における精神的要因による身体に現れる異常調節であることも珍しくない。患者が「客観的」所見を有さないから、疾患が心因性によるものだという帰納的推理は、もしほかの療法と同様神経リンパ反射点やマルカートによる足部反射ゾーンの機能的診断を実行することなくされるのであれば成り立たない。さらに、病像が臨床ではっきりと現れ機能的要素の変化が客観的に証明可能である疾患であっても、判断するには十分ではない。

神経リンパ反射点は、内臓や筋群の負荷の程度を信じられないほど正確に、質においても部分的な量についても判断することを可能にする。胆嚢や副鼻腔のような個々の器官の負荷徴候のほかに、経験豊かなセラピストは機能全体を判断することができる。これは実践編で紹介する。例として、生殖腺、副腎、甲状腺を軸としたホルモン制御、消化器官全体のトーン調整、気道上部の感染症へのかかりやすさなどがある。

4.1.3 個々の器官の治療

診断からは、その器官に応じて治療適応が生じる。神経リンパ治療だけで十分なのか、他の療法を併用しなければならないのかはセラピストが自己の責任において決定する。多くの場合、個々の器官への治療は制限されない。特に、その状況に関連する陽性のすべての反射点は、同一の治療で取り扱われる。チャップマン自身は、器官群と機能全体の治療を最初に推奨している。

4.1.4 組織の浄化と間葉の再活性化

この三つめの非常に複合的な適応分野は、神経リンパ反射点を活用した浄化・変化療法を含む。

自然療法では、ピッシンガーの自律神経系基礎システ

ムに関する考察、または間葉の浄化セラピーが、早い時点で非常に大きな関心を集めていた。糖尿疾患、高血圧、血管の詰まりや痛風などの根本にあるとされるメタボリック症候群理論とともに、臨床医学もこの視点を取り入れるようになった。マトリックスに関連する最新の研究はピッシンガーの考えを肯定するものである。神経リンパ反射点を通して、リンパの浄化と間葉に蓄積した物質を洗い流すことで、間質隙に効果的な影響を与えることが可能となる。

線維筋痛症を含む軟部組織リウマチの多様な形態は、診断と治療を困難にしている。この疾患をメタボリック症候群の複合体に組み入れることも可能である。それは自然療法の視点では、特に間葉が詰まり、毒素や炎症伝達物質の蓄積によるマトリックス内の代謝制限を引き起こすと考えられている。さらに、症状を抑え、制御を抑圧する医薬品の長期にわたる摂取を通して、自律神経制御能力の喪失や制限も要因と考えられる。これらの不調複合体に対し、チャップマンは骨盤・甲状腺症候群のテクニックを発展させた。

4.1.5 自律神経の変化とホルモン制御の調和

組織浄化と間葉の再活性化で述べた症状のほかにも、ホルモンと自律神経に関わる異常制御は個別の症状としても現れる。それは月経異常、機能性不妊症、睡眠障害、発汗異常などである。この場合、神経リンパ反射点は診断決定のための検査をサポートし、生活習慣の見直し、クナイプ療法やその他の療法とともに重要な治療の基盤を築く。

4.1.6 筋障害の治療

チャップマンが最初に、運動器官の不調のために神経リンパ反射点の使用可能性を発表した後、それはグッドハートによって筋と筋群へも診断と治療に用いることができるとされ、規模が拡大された。初心者にとって、神経リンパ反射点の使用は特にやる気を引き起こさせるものである。例えば、頚椎の回旋制限を呈す患者に副鼻腔反射点の解放を施すと、70％以上のケースにおいて即時の可動性改善が認められる。

4.2 禁忌症

チャップマンによる神経リンパ反射点の禁忌症と推奨できないケースは次の通りである。

一覧：
- 非常に体力を消耗する疾患
- 長期間にわたる深刻で発熱をともなう疾患
- 危険な心循環器疾患
- 非常に疲労した状態
- いくつかの神経系疾患における刺激治療
- 妊娠初期における刺激治療
- 拮抗して作用する投薬治療中
- 精神的疾患
- 栄養失調状態
- 患者による治療の拒否

4.2.1 激しく消耗した状態、発熱時、心循環器疾患

上に挙げた病像は、すべて共通して患者にとって大きな身体的負荷をかけるものである。自己の制御能力の境界線上にいると言える。神経リンパ反射点を通してさらに刺激を与えることは、制御の許容量をはるかに超え、自己制御を阻害し、逆説的な反応を引き起こすかもしれない。間葉の活性化は、毒素とそのボリュームによる負荷をかけ、それは代償障害を作用させる可能性がある。

そのため個々のケースによっては経験豊富なセラピストによってこれらの法則を避けることが可能であるが、初心者は絶対に行ってはならない。

4.2.2 疲労した患者

非常に興奮した後や、過冷却、日射病のような外的要因、感情的トラウマなどは所見検査の結果に反映され、患者自身の通常の反応がみられる状況ではないので、治療への反応にも反映される。この場合はひとつかふたつの反射点のみ治療するか、神経リンパ反射療法を行う前に、一般的なサポートの処置を挟む時間を設けることを推奨する。

4.2.3 特定の神経疾患における刺激治療

炎症徴候をともなう神経系疾患に対する刺激を加える治療は、すぐにやめなければならない。動的・エネルギーテクニックを用いるオーソ・バイオノミーは反対に非常に心地よいものとなる。

4.2.4 妊娠初期における刺激治療

妊娠初期患者に対する子宮広間膜、子宮、付属器に作用する刺激処置は避けなければならない。それは早期出産の傾向を強めてしまうことがある。同時にストレスを減少させる神経リンパ治療は、胎児が子宮に根付くのをサポートし、早すぎる陣痛活動を鎮静化させることが可能である。

4.2.5 医薬品処方をともなう治療に悪影響をおよぼすケース

神経リンパ反射療法を投入することが問題になるケースとして、医学的理由から制御を抑制する投薬治療を受けている患者が該当する。その場合は治療を担当する医師への照会が必要である。もしかするとその医師はこの治療方式の作用を過小評価している場合があるかもしれないが、医師の意見に関わらず、例えば移植された器官に反射治療を施すことはない。それは、正常な身体反応が反発反応であるかもしれないからだ。他の理由から同時にコルチコイド療法を受けている身体への神経リンパ反射療法によるサポートは論外である。ときおり医薬品の副作用を和らげることがうまくいくこともある。

筋、神経系、関節に副作用をもたらすことのある医薬品グループ(「レッドリスト」2013より):

- ジャイレース阻害(抗生物質)
- コトリマゾール(抗生物質)
- スルホンアミド(抗生剤)
- H2ブロッカー(胃酸過分泌を抑制)
- プロトンポンプ阻害(胃酸過分泌を抑制)
- ジヒドララジン、ヒドララジン、ヒドロクロロチアジド
- ループ利尿薬(利尿剤、フロセミドなど)
- トリアムテレン
- クロフィブラート(コレステロール低下剤)
- コレステロール合成・酵素阻害、いわゆるスタチン(コレステロール低下剤)
- ビタミンA誘導体
- 精神安定剤
- ACE阻害(心循環調整剤、血圧降圧)
- β受容体遮断薬(血圧降圧)
- カルシウム拮抗薬(血圧降圧、心臓薬)
- アルプリノール(尿酸値を下げる痛風薬)

4.2.6 栄養失調状態、精神疾患、治療の拒否

吸収障害を通して生じた栄養失調状態には、神経リンパ療法が適している。しかし栄養供給において真の欠乏が生じている場合は当てはまらない。

精神疾患患者における他の疾病の副症状は和らげることはできるかもしれないが、セラピストがこのタイプの患者における特別な訓練を受けていなければこの病像への適応はない。集中したコンタクト、患者の自己認識の高まり、自律神経系とホルモン制御への作用は患者の健康状態への幅広い影響を与え、訓練していないセラピストにとっては責任を持って判断できる内容ではない。

最後に、患者の意思に反して治療を強要することは厳格に避けなければならない。

5 神経リンパ反射点の一覧表

注意：
- 教授法の理由から、頭部から足部への図式による反射点の説明をまずチャップマンとオーウェンスによる分類から紹介し、その後グッドハートによる筋反射点を紹介する。前方および後方の反射点の記述は素早い理解を可能にする。反射点の適応症は実践編においてテーマに沿って紹介する。
- チャップマンとグッドハートの反射点は非常に正確に場所を特定していると経験からいえる。彼らはいわゆる最大反射点を紹介する。セラピストは、紹介されている場所に反射点を常に見つけることができるとは限らない。これは、身体構造、髄節の相反神経の違いによる解剖学的バリエーションの多さのため、すべての生物学的プロセスの独自性を反映する。
- 痛みを発するすべてのポイントが神経リンパ反射点ではない。静的負荷や負傷も腫れと圧覚敏感性をともなう局所的な不調を生じさせることがある。そのため、他の診断を考察することを怠ってはならない。

反射点の詳細な紹介と適応症は7章から14章を参照いただきたい。

5.1 チャップマンによる内臓器官反射点

内臓反射点は次のように分類し紹介する：
- 頭部・頚部部位、上肢、胸郭部器官
- 横隔膜より下部の腹部器官
- 泌尿生殖器エリア
- 坐骨神経

5.1.1 頭部・頚部エリア、上肢、胸郭部器官

▶表5.1　頭部・頚部エリア、上肢、胸郭部器官の器官反射点（チャップマンによる）。

器官	反射点の位置	
	前方反射点	後方反射点
眼、結膜	上腕骨の大胸筋の停止、遠位3分の2の内側の位置	後頭部の大後頭神経のほぼ中央
耳	鎖骨の上縁後方、第1肋骨が下で交差するところ、少しざらつくか、痛みをともなう小結節あり	環椎の横突起外側
		注意深く触診すること！
扁桃	胸骨の外側の第1肋間隙	環椎横突起上、棘突起と横突起先端の間
舌	第2肋骨肋軟骨上縁、胸骨のおよそ2cm外側	軸椎横突起の上縁、棘突起と横突起先端の間
鼻	胸鎖関節の下の第1肋骨の骨と軟骨の移行部	第3頚椎の横突起先端のエリア
	鼻の反射点は、特に篩板に作用し、そこに結びつく免疫機能に影響を与える。最初の治療や検査において、慢性的な負荷を原因として、反射点が圧覚に過敏ではないが明らかな腫れを帯びていることは珍しくない。	
喉（咽頭）	第1肋骨、胸骨から手指の1横指外側（鼻の反射点の外側）	舌・喉頭・咽頭の反射点と同じ
副鼻腔、喉頭	第1肋間隙の鎖骨中線の下方第2肋骨上縁	舌・喉頭・咽頭・副鼻腔の反射点と同じ
小脳	烏口突起の先端	頭蓋のすぐ下、後正中線とC1横突起先端との間
	小胸筋、烏口腕筋の腱の付着による炎症において敏感になる。	

▶表5.1 続き。

器官	反射点の位置	
	前方反射点	後方反射点
大脳	主要反射点：第3-5頚椎の棘突起先端の外側	二次的：C1/C2の横突起の間、舌、咽頭、喉頭、副鼻腔の反射点の外側
頚部（軟部）	外科頚の正中エリア、小結節稜の内側	第3-7頚椎の横突起の先端
上肢	鎖骨の外側3分の1から脇のしわ下方近くまで、第3-5肋骨に小胸筋が付着する部分に形成される三角形のゾーン	肩甲骨の上角
	上肢の緊張と疼痛；前方部には腕神経叢が存在するため、神経刺激による影響を与えることがある。	
甲状腺	胸骨縁の第2肋間隙。気管、気管支、食道ゾーンの中央。	Th1とTh2の椎間関節上
気管、気管支、食道、心臓	胸骨縁の第2肋間隙	Th2とTh3の椎間関節上
肺上部	胸骨縁の第3肋間隙	Th3とTh4の椎間関節上
上肢神経痛、乳房	第3肋間隙、乳頭線の内側	Th3とTh4の椎間関節上
	上肢神経痛または乳腺炎のゾーンは乳房の上内側四分円中央に位置していることが多い。	
肺下部	胸骨縁の第4肋間隙	Th4とTh5の椎間関節上
神経衰弱症	第4、5、6肋骨への大胸筋の外側・下縁。第6肋骨上のゾーンは、胸肋関節への移行部まで続く。	肩甲棘三角のゾーンで、第4肋骨面上

5.1.2 腹部器官

▶表5.2 腹部器官の反射点（チャップマンによる）。

器官	反射点の位置	
	前方反射点	後方反射点
幽門（横隔膜）	胸骨前面。主に胸骨体の下方3分の1。	脊柱起立筋の外側面の第10肋骨背側面、肋骨と脊椎の関節近く
胃分泌物	左手の乳頭線から胸骨の間にある第5肋間隙のゾーン	Th4とTh5の椎間関節上
胃のうっ滞	第6肋軟骨と第7軟骨が形成する角のゾーン、左側	Th5とTh6の椎間関節上
肝臓衰弱、（栄養）鼡径輪	右乳頭線から胸骨の間における第5肋間隙の幅広いゾーン	Th5とTh6の椎間関節上
膵臓	第7肋軟骨と第8肋軟骨の間の軟骨に近い部分	Th7とTh8の椎間関節上
脾臓	左の肋骨弓の第7肋軟骨と第8肋軟骨が形成する角	Th6とTh7の椎間関節上
小腸	第8、9、10、11肋骨の肋間隙、両側	Th8、Th9、Th10、Th11の椎間関節上
虫垂（盲腸）	右の第12肋骨の先端	Th11とTh12の椎間関節上
	髄節の反射において第12肋軟骨は腎臓とも結びついている。	
弛緩性大腸	上前腸骨棘と小転子の間、両側	第11肋骨の背側面、肋骨と脊椎の関節近く、両側
大腸	外側広筋に沿った外側面中央、両側。筋の右側の下方3分の1エリアは、右の大腸の弯曲部とつながり、外側広筋左側の下方3分の1エリアは左の大腸の弯曲部につながっている。大転子の左側遠位にはS状結腸のエリアが存在する。	L2-L4骨突起から腸骨稜中央まで、そして腸骨稜から中心仙骨外側部上端でつくられる三角形のゾーン。

▶表 5.2 続き。

器官	反射点の位置	
	前方反射点	後方反射点
直腸	大腿骨の小転子付近	仙腸関節と第 2 仙骨孔の間の仙骨上
回盲弁	上前腸骨棘と小転子の間を結ぶ線上の中央付近	反射点 1：眼、結膜と同じ、両サイド 反射点 2：肋骨弓 反射点 3：膝関節近位、鼠径リンパ節のゾーンと同一
	大腰筋と腸骨筋の筋反射点も検査すること。	

5.1.3 泌尿生殖器官

▶図 5.1、▶図 5.2、▶表 5.3 を参照。

メモ

特にこれらの反射点の治療では、女性の月経周期がずれることがある。これは避妊の際に重要であり、また閉経期が開始したすぐ後の不定期出血を判断する場合にも重要である。

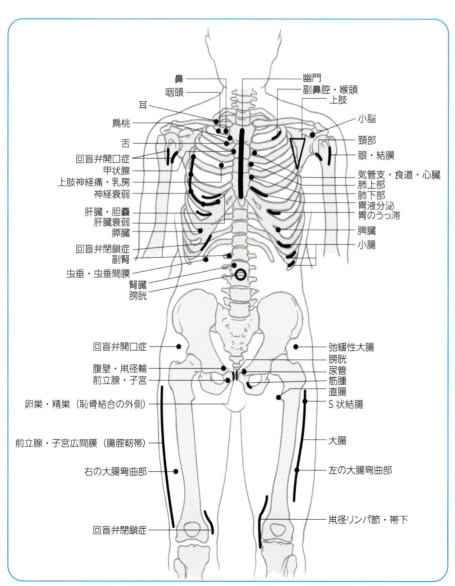

▶図 5.1
腹側のチャップマン反射点。

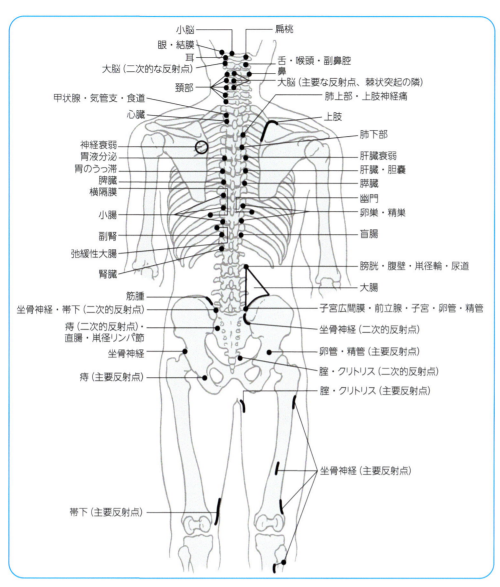

▶図5.2 背側のチャップマン反射点。

▶表5.3 泌尿生殖器官の反射点(チャップマンによる)。

器官	反射点の位置	
	前方反射点	後方反射点
腎臓	臍の白線から1.5横指上方外側	Th12とL1の椎間関節上
副腎	腎臓の反射点から1横指上方外側	Th11とTh12の椎間関節上
		この反射点は同時に小腸の反射点でもあり、右には虫垂の反射点も存在する。
	腎臓と副腎の反射点は両方を互いに検査しなければならない。	
膀胱	臍周辺エリア	L2の肋骨突起先端のゾーン
	恥骨結合の前面	
尿管	恥骨結合(恥骨結節)の1横指外側	L2の肋骨突起先端
腹壁・鼠径輪	恥骨結合(恥骨結節)の2横指外側	L2の肋骨突起先端
子宮広間膜・前立腺	腸脛靱帯上の大腿外側	上後腸骨棘の内側縁から腸骨稜中央まで
子宮・前立腺	恥骨下枝の中部上方	上後腸骨棘とL5棘突起の間

▶ 表5.3 続き。

器官	反射点の位置	
	前方反射点	後方反射点
卵管・精管	主要反射点：梨状筋の中央上	二次的反射点：上後腸骨棘とL5棘突起の間
生殖腺（卵巣・精巣）	恥骨前面、恥骨結合の外側	Th9、Th10、Th11の間の椎間関節上
	生殖腺の反射ゾーンは、一般的なストレス負荷時には非常に痛みを感じやすい。そのため陽性所見は、少なくとも女性と同様程度には男性にも多く生じる。同時に骨盤底へのトーンにも影響を与える。	
鼠径リンパ節	鵞足の付着部から膝関節内側上方へ手の幅程度の比較的大きなゾーン	痔・直腸・骨盤血管を参照。第2仙骨孔の外側。背側からも到達できる（帯下の反射点）
		痔の反射点は、坐骨の上半分の仙結節靭帯の起始にも存在する
腟・クリトリス	主要反射点：薄筋の近位の高さ	二次的反射点：尾骨の第1、第2尾椎の間の外側
		半腱様筋と内転筋膜壁エリアの反射点、坐骨結節の近く
帯下（おりもの）	鼠径リンパ節のゾーンと同一	
筋腫	恥骨下枝、閉鎖孔の内側下縁	上後腸骨棘より上半分ゾーン（腸骨稜）

5.1.4 坐骨ゾーン

▶ 表5.4 坐骨ゾーンの反射点（チャップマンによる）。

器官	反射点の位置	
	前方反射点	後方反射点
坐骨神経	**主要な反射点：**	**二次的な反射点：**
	大腿骨の外側後面でまず大転子から大腿骨外側顆までのラインの最初の5分の1の場所から始まり下方へ約3〜5cmのライン	仙腸関節の上方部位
	膝の近位の大腿骨5分の1のポイント、大腿骨の後面近位外側面へ3cmの場所	
	大腿骨の後面で、膝関節から上方に最初の3分の1の高さ	
	追加反射点：	
	腓骨の内側と外側、脛骨との固定箇所の高さ、そしてくるぶしまでの外側	
	大転子を横切り、大転子と坐骨結節との中間の場所	
	上後腸骨棘のすぐ下	

5.2 グッドハートによる筋反射点

我々は、筋反射点を通して、トーンを正常化させ、骨格筋の機能を調節することができる。反射点は単独で、または筋のアイソトニックやエネルギーテクニック、オーソ・バイオノミーテクニック、または理学療法処置と組み合わせて使うことができる。

これから紹介する一覧は、多くの筋反射点はチャップマンによる内臓エリアもカバーして、第一に内臓の負荷によ

るものなのか、それとも保護器官や運動器官による症状なのかというそのケースにおける質問に答えるものであることを示している。反射点を通して我々は両方の目的とする器官に到達でき、この関連性を細分化され複雑な処置に活用することができる。

> **! メモ**
> チャップマン反射点と同様、グッドハート反射点の紹介においても頭部・足部図式が有効である。

多くの反射点にはいくつかの筋が同時に関わっている。疑わしい筋の機能検査と触診は、陽性反射点のどの筋の負荷がそれぞれ相互作用しているかということと合わせて既往歴との関連性においても説明される。複数の筋が同時に該当するケースは珍しくないので、機能関連性に対する疑問が常に生じる。グッドハートによる神経リンパ反射点の筋関係性は、髄節による反射事象を示すというよりは、筋と筋膜連鎖の関連性を説明するものであることを強調したい。多くの反射点は拮抗筋、動かす方向への筋膜の伸長部、相応する筋の起始部、機能連鎖に存在する。反射点の場所特定と属性の内的関係性について、これからの数年間でさらに研究が進むことを祈念する。

一覧において反射点を次のグループに分類した。
- 胸郭筋前面
- 肩・上肢筋
- 背筋
- 体幹筋
- 骨盤部位の筋と下肢

> **! メモ**
> 最初に述べた、神経リンパ反射点を通して行われる筋トーンの正常化は、陽性の反射点が強い緊張、トーンの喪失、そして該当する筋の協調不足状態を示す可能性であることを忘れないこと。

5.2.1 胸郭筋前面

▶図5.3、▶表5.5を参照。

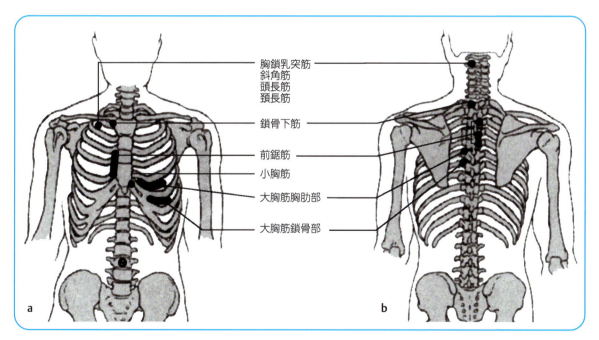

▶図5.3　前面胸郭筋のための反射点、a 腹側、b 背側。

5 神経リンパ反射点の一覧表

▶表5.5 前面胸郭筋の反射点（グッドハートによる）。

筋	反射点の位置	
	前方反射点	後方反射点
前斜角筋 中斜角筋 後斜角筋 頭長筋 頚長筋	鎖骨中線の第2肋骨の上縁、追加として第1肋骨の胸肋関節の上	C2の椎弓
胸鎖乳突筋	**斜角筋と同様**	
鎖骨下筋	胸骨の外側の第1肋骨上の軟骨と骨の移行部	Th1の椎弓、Th1とTh2の椎間関節
大胸筋胸肋部	左第5肋間隙（肝臓と胃の栄養のゾーンに相応する）	Th4とTh5の椎間関節
大胸筋鎖骨部	左第6肋間隙、胆管と胃のうっ滞のゾーンに相応する	Th5とTh6の椎間関節
小胸筋	剣状突起外側の肋骨弓の軟骨上	場合によっては横隔膜のゾーンに相応する（確定はされていない）
前鋸筋	第3-第5肋間隙の胸骨傍	Th3-5の椎弓
追加：咀嚼筋（咬筋、側頭筋、外側翼突筋、内側翼突筋、頬筋）	第2肋間隙から第4肋間隙の胸骨傍	Th2-4の椎弓

5.2.2 肩・上肢筋

▶図5.4、▶図5.5、▶表5.6を参照。

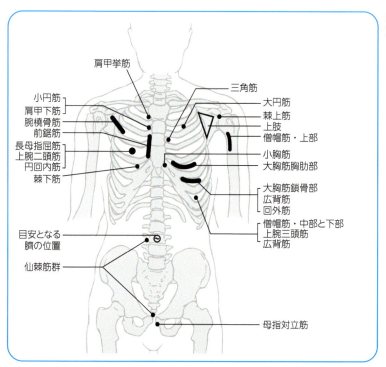

▶図5.4
肩・上肢筋のための反射点、腹側。

5.2 グッドハートによる筋反射点

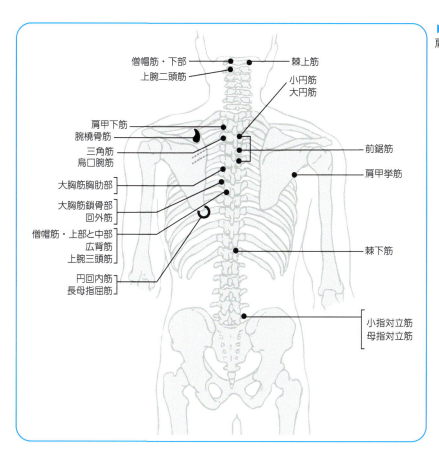

▶図5.5
肩・上肢筋のための反射点、背側。

▶表5.6　肩・上肢筋の反射点（グッドハートによる）。

筋	反射点の位置	
	前方反射点	後方反射点
三角筋	胸骨の外側の第3肋間隙	Th3/Th4の椎間関節
棘上筋	烏口突起の下縁	環椎の横突起上
棘下筋	第5肋間隙の胸骨傍	Th12の椎弓
大円筋	第2肋間隙、胸骨から1.5横指外側	Th3の椎弓
小円筋	第2肋間隙、胸骨の外側	Th3の椎弓
肩甲下筋	第2肋間隙、胸骨の外側	Th2とTh3の椎間関節
上腕二頭筋	乳頭線の第4肋間隙	C2の椎弓
烏口腕筋	第2-第4肋間隙の胸骨傍	Th3とTh4の椎間関節
腕橈骨筋	副鼻腔のゾーンに類似した第2肋骨上	肩甲棘上方の棘上筋
上腕三頭筋	第7肋間隙の軟骨から骨格への移行部（チャップマン反射点の脾臓に相応）	Th7/Th8の椎間関節
回外筋	左第6肋間隙、乳頭線から中心部へ（胆管と胃のうっ滞のゾーンに相応）	Th5/Th6の椎間関節
円回内筋 長母指屈筋	第4肋間隙、乳頭線の外側	肩甲骨下角の下
母指対立筋 小指対立筋	恥骨下枝部の恥骨結合の下外側	上後腸骨棘（PSIS）とL5棘突起の間
前鋸筋	胸骨傍（第3～第6肋骨）	

5.2.3 背筋

▶**図5.6**、▶**図5.7**、▶**表5.7**を参照。

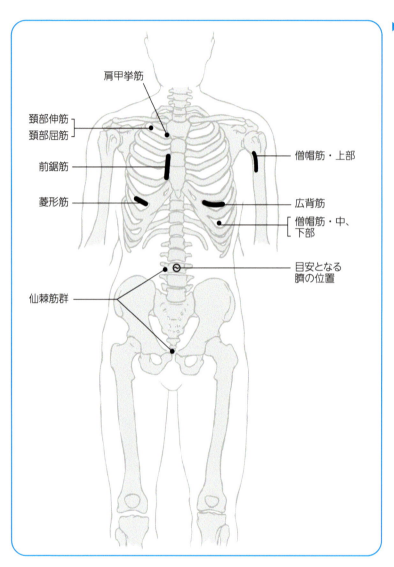

▶**図5.6** 背筋のための反射点、腹側。

5.2 グッドハートによる筋反射点

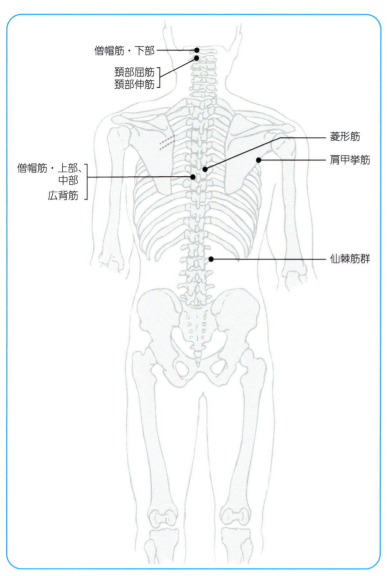

▶図5.7 背筋のための反射点、背側。

▶表5.7 背筋の反射点（グッドハートによる）。

筋	反射点の位置	
	前方反射点	後方反射点
頚部伸筋（頭板状筋、頚板状筋、頭半棘筋、頚半棘筋）	鎖骨中線上の第2肋骨の上縁	C2の椎弓
僧帽筋（上部）	頚部の反射点と同様、上腕骨幹部中央	Th7とTh8の椎間関節
僧帽筋（中部・下部）	第7肋間隙	環椎の棘突起先端の外側
肩甲挙筋	第1肋間隙、胸骨の外側	肩甲骨の外側縁の大円筋の起始
菱形筋	第6肋間隙、胆管と胃のうっ滞に相応する	Th5とTh6の椎間関節
広背筋	第7肋間隙、軟骨から骨格の移行部	Th7とTh8の椎間関節
仙棘筋群（後頭部から腸骨稜まで）	恥骨結節と臍の1横指外側	L2の肋骨突起上

5.2.4　腹側と背側の体幹筋

▶**図5.8**、▶**図5.9**、▶**表**5.8を参照。

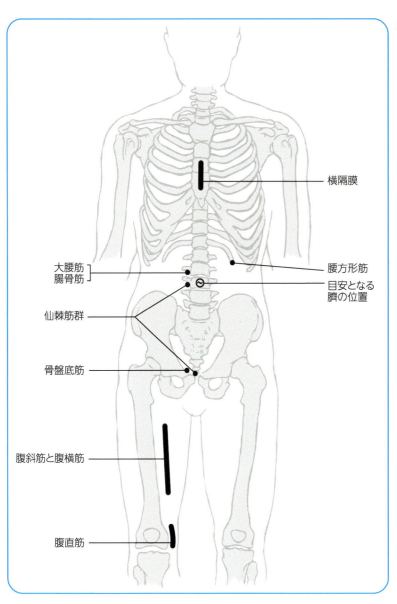

▶**図5.8**　体幹筋のための反射点、腹側。

5.2 グッドハートによる筋反射点

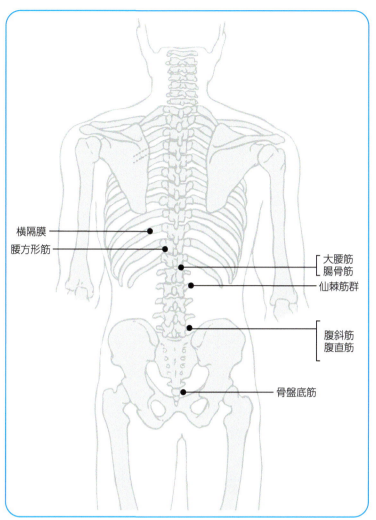

▶図5.9　体幹筋のための反射点、背側。

▶表5.8　体幹筋の反射点（グッドハートによる）。

筋	反射点の位置	
	前方反射点	後方反射点
横隔膜	胸骨面、主に胸骨体の下方3分の1の場所	脊柱起立筋の外側の第10肋骨背側面
腰方形筋	第12肋骨の先端	Th11の椎弓
大腰筋 腸骨筋	臍から1横指上・外側、白線の縁	Th12とL1の椎間関節
腹直筋	大腿骨内側顆の中央外側	上後腸骨棘（PSIS）とL5棘突起の間
腹斜筋 （外腹斜筋、内腹斜筋、腹横筋）	薄筋の前面の縁あたり、腹直筋のためのゾーン近位	上後腸骨棘（PSIS）とL5棘突起の間
骨盤底筋	恥骨結節外側の恥骨上枝	仙尾関節の外側

5.2.5　骨盤部位と下肢の筋

▶**図**5.10、▶**図**5.11、▶**表**5.9を参照。

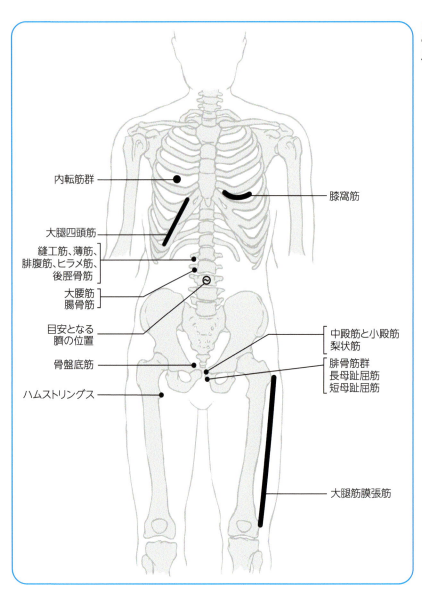

▶**図**5.10
骨盤部位と下肢の筋のための反射点、腹側。

5.2 グッドハートによる筋反射点

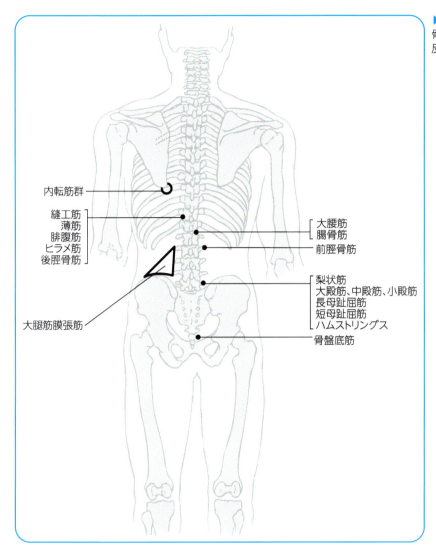

▶図 5.11
骨盤部位と下肢の筋のための反射点、背側。

▶表5.9　骨盤部位と下肢の筋のための反射点（グッドハートによる）。

筋	反射点の位置	
	前方反射点	後方反射点
大殿筋	外側広筋に沿った箇所	上後腸骨棘とL5棘突起の間
中殿筋 小殿筋 梨状筋	恥骨結合の上外方	上後腸骨棘とL5棘突起の間
大腿筋膜張筋	腸脛靭帯上	L2-4の肋骨突起と腸骨稜の間の三角形のゾーン
大腿の内転筋 （恥骨筋、短内転筋、長内転筋、大内転筋）	乳頭線上の第4肋間隙	肩甲骨下角
大腿四頭筋 （大腿直筋、内側広筋、中間広筋、外側広筋）	第8肋骨から第10・11肋骨までの軟骨から骨の移行部の肋骨弓	Th8-11の椎弓
ハムストリングス （半腱様筋、半膜様筋、大腿二頭筋）	小転子	上後腸骨棘とL5棘突起の間

▶表5.9 続き。

筋	反射点の位置	
	前方反射点	後方反射点
縫工筋 薄筋 ヒラメ筋 腓腹筋 後脛骨筋	臍の位置から2横指上方、1横指外方（副腎皮質の反射点）	Th11/12の椎間関節
膝窩筋	第5肋間隙、乳頭線から中央へ	Th5/6の椎間関節
前脛骨筋	恥骨結合の3〜4横指上方へ、いくらか傍正中	L2の肋骨突起
長腓骨筋 短腓骨筋 第三腓骨筋 長母趾屈筋 短母趾屈筋	恥骨結合近くの恥骨下枝	上後腸骨棘（PSIS）とL5棘突起の間

第2部
神経リンパ反射点を用いた治療

- 6 神経リンパ反射点を用いた基本治療 48
- 7 ホルモン機能障害と自律神経失調症（ストレス） 54
- 8 感染症群と免疫刺激の可能性 61
- 9 胃腸群と消化器官 67
- 10 泌尿生殖器エリア 75
- 11 感覚器官と中枢神経系 84
- 12 代謝の活性化と変化：骨盤・甲状腺症候群、治療チャート 93
- 13 身体立ち直り反射 104

6 神経リンパ反射点を用いた基本治療

効果的で副作用の少ない治療のための条件は、1.3.2の項にて示した治療原則が当てはまる。

実務で使える神経リンパ反射療法を容易に学習できるように、治療全般における反射点をまとめた。個別のテーマにおける論点を定めた分析は、実践への投入と反射点の場所を特定する自信を促す。

メモ
どの反射点に関しても正しいテクニックは存在しない。重要なのは、周辺組織を近づけることを通して陽性の神経リンパ反射点を解放させ、「ネスト」を形成することである。そうしてリラックスさせ、副交感神経系または再生へのスイッチの切り替えを行う。

6.1 身体器官治療と反射点グループ

個々の器官の治療のほかに、チャップマンとオーウェンスは急性疾患と複合機能的病像のためにも**適応症に関連づけた反射点グループ**を導入した。全体的な代謝刺激のために、内分泌グループ、胃腸グループ、感染症グループ、骨盤・甲状腺症候群(Thyreoid Pelvic Syndrome)の連続する反射点を記述した。これらの反射点グループはチャップマンが最初に発見した。その後、過去数年間の研究により、さらにいくつかの治療複合体が見つかった。チャップマンとオーウェンスによる反射点グループは、今日の臨床的見地からすぐに自然に納得できるものではない。自然療法的視点からは、それは理解可能で有意義なものである。伝承された反射点グループと新しい反射点グループは個々の章にて詳細に紹介する。

6.2 基本の治療

6.2.1 基盤・前提

本来の反射点治療の前に、チャップマンは足部、股関節筋、大腰筋や特に骨盤輪の検査と必要に応じて生じる治療を推奨していた。骨盤の平衡状態と歩行パターンは、多くは椎間関節に位置する背側の神経リンパゾーンに必ず影響を与える。

現在、我々の焦点は、骨盤輪を関節レベルで徒手にて治療する必要性よりも、関係する大きな筋の緊張バランスに向けられている。

6.2.2 骨盤平衡への負荷で一番重要な機能的要素

Th12の刺激

腰痛と骨盤平衡の障害となる要因は、胸筋の縮小を伴う胸骨結合の負荷と、Th12エリアの過負荷が最も多い。

- Th11からL1の椎間関節負荷は、長期的な筋連鎖を通して、脊柱起立筋の代償的硬直における起立パターンの意味において、大腿と腓腹筋の非生理的なトーンの高まりをもたらす。そのためアキレス腱に刺激が生じ、歩行障害と保護姿勢を生じさせる。
- 疼痛が、椎間関節からL4-S2の高さに属するデルマトームおよび腰部、殿部に広がる(▶図6.1)。
- 脊柱起立筋の硬直は、腸肋筋と胸最長筋のトリガー症候群を生じさせる(▶図6.2)。
- 第11肋骨と第12肋骨の刺激は、腰方形筋の硬直への引き金となり、連続的な骨盤のねじれと仙腸関節のブロックを生じさせる(▶図6.3)。
- Th12の高さに大腰筋の起始がある。腰部と骨盤部の負荷は大腰筋の収縮をもたらす。
- 横隔膜と骨盤底の協調障害は、体幹安定性と骨盤平衡を悪化させる。

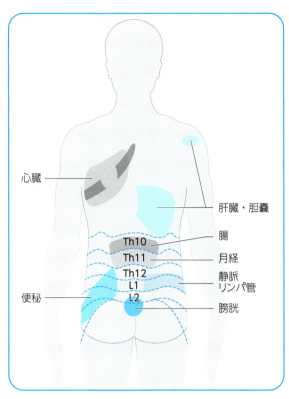

▶ **図6.1** 髄節Th12のデルマトーム。

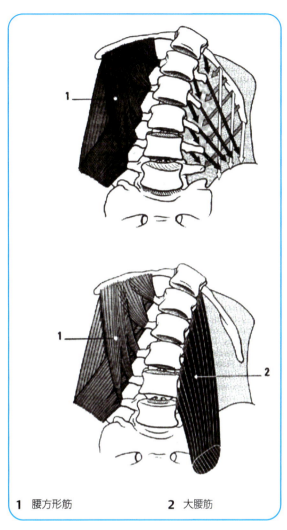

1 腰方形筋　　　2 大腰筋

▶ **図6.3** 腰方形筋の硬直。

腸腰筋と大腿筋膜張筋

- 腸腰筋の拘縮は、大腿の屈曲と外旋への傾向を通して股関節の位置を変化させる。それはさらなる骨盤障害と姿勢障害につながる。
- 前述の骨盤のねじれの要因は、筋膜のつながりを通して大殿筋の代償的トーン上昇を導く。大殿筋は腸脛靭帯の上方3分の2の筋膜に停止し、それは大腿筋膜張筋の硬直を生じさせる。これら両方の張筋による骨盤両側の緊張は、子宮広間膜への運動を機能的に強めて汎発性の仙骨痛を生じさせる（▶**図6.4**）。

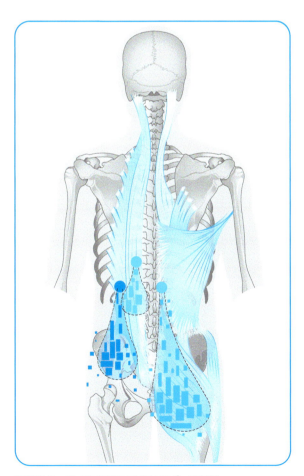

▶ **図6.2** Th12髄節におけるトリガー症候群。

6 神経リンパ反射点を用いた基本治療

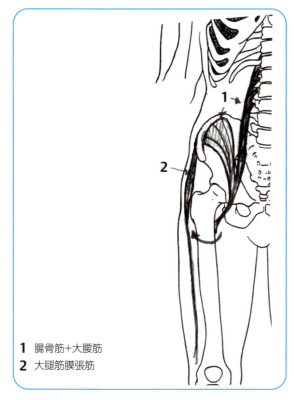

1 腸骨筋＋大腰筋
2 大腿筋膜張筋

▶図6.4　腸腰筋と大腿筋膜張筋。

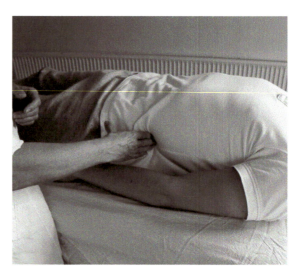

▶図6.5　基準点Th12の触診。

6.2.3　Th12の炎症に対する触診と治療

基準点Th12の触診（ジョーンズ）

中腋窩線から腹側へ3横指の位置、腸骨稜の内側のポイントで、Th12の基準点に触れることができる。痛みをともなう緊張や、くすぐったい痛みをともなう緊張が、Th12の負荷を示す。

背臥位における治療

- セラピストは所見側に立ち、手を頭部に向け中指で基準点Th12に接触する（▶図6.5）。
- 患者は両下肢を立てる。セラピストは患者の屈曲した膝をできるだけ胸に近づけ、基準点が最適な形で弛緩するまで動かす。運動範囲は個人によって異なる（▶図6.6）。
- セラピストはその際に自身の自由な上肢で患者の膝を抱える。セラピストは少ししゃがんで患者の下腿を肩にのせて、上肢で大腿を固定する（▶図6.7）。
- そして患者の膝をセラピストの方向に側屈させる。
- 最後に行う下腿の回旋は、主にセラピストの方向に動かし、それはTh12の反射点をさらに解放させる（▶図6.8）。

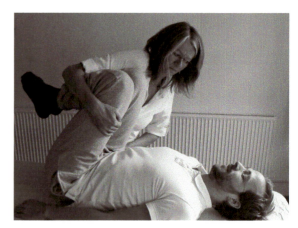

▶図6.6　触診コントロール下における下肢の屈曲。

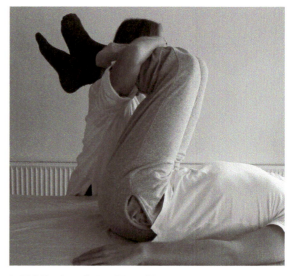

▶図6.7　セラピストの肩に下腿をのせるテクニック。

6.2 基本の治療

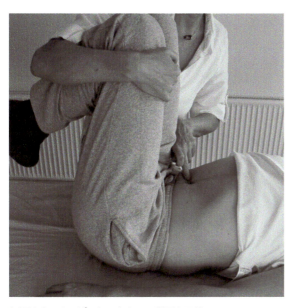

▶図6.8 セラピストの方向への側屈と回旋。

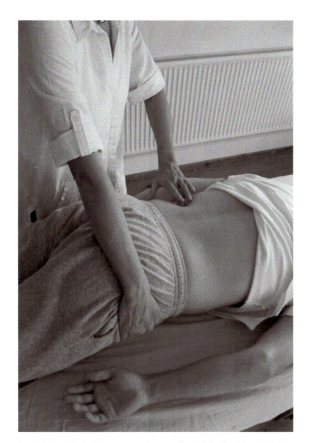

▶図6.9 腹臥位におけるTh12の等尺性収縮と等張性収縮を利用した解放。

- 患者が受動的にニュートラル・ポジションに戻りチェックを受けると、一連の治療は終了する。

腹臥位における治療
- セラピストは所見側に立ち、Th12の椎間関節上にある圧覚に最も敏感な筋を、頭部に向けた手で触診する。
- もう片方の手で患者の反対側の腰をつかみ、軽い動きで反射点に向かって持ち上げ、触診する手指の下に弛緩が生じるまで動かす。
- このポジションを数呼吸の間キープする。そして、セラピストは患者に腰をゆっくりと台の方向に押しつけるよう指示し、数秒間等尺性抵抗を感じさせ、それから腰を優しく台に沈ませる（▶図6.9）。

6.2.4 腸骨（腸骨翼）のずれに対する検査と治療

骨盤輪の検査

両側を検査するために立位で下記の箇所を検査する。
- 上前腸骨棘
- 腸骨稜
- 上後腸骨棘

正常な所見として、3つの基準点は軸対称の配列であり、両側の反射点はそれぞれ水平上に位置している。

さらなる検査の可能性
- 回旋のミスアライメントの場合は背臥位における下肢の長さの検査
- 仙腸関節のブロックまたは骨盤のねじれを確認するために立位・座位における前進検査
- 腸骨の後方への回旋検査（▶図6.10）
- 腸骨の前方への回旋検査（▶図6.11）

- 最適なポジショニングはさらなる局所的緩和を導き、原則として4呼吸から6呼吸分自然に深呼吸することを通して自律神経にリラックス効果をもたらす。

治療
ポジショニングを強調した腸骨の回旋治療
後方回旋－腹臥位における検査と治療（▶図6.10）
上前腸骨棘は反対側よりもより天井の方向に（背側）位置し、腸骨稜の頭頂点は上方に、上後腸骨棘は反対側よりもより台の方向に（腹側）位置している。背臥位では下肢は短縮したようにみえる。腸骨後方は寛骨臼を腹側・上方へ持ち上げる。治療では優先させるべきパターンを強調することを行う。もし患者にとって腸骨を後方へ回旋させることが、前方よりも快適であれば、我々はそのポジションを3呼吸から4呼吸分キープする。

前方回旋－腹臥位における検査と治療（▶図6.11）
腸骨の前方回旋の傾向においては、上前腸骨棘は比較的台の方向に（腹側）位置し、上後腸骨棘はより天井の方向に（背側）位置する。腸骨が寛骨臼を遠位、足部の方向へ押すので、下肢は臥位において長くなったようにみえる。我々は、検査で発見した優先すべきパターン、ここでは前方回旋を強調する。そのポジションをおよそ3呼吸分キープする。

背臥位における等尺性治療（▶図6.12）
セラピストは、患者の片方の大腿の下（どちらかというと後方回旋）に腕を通し、手を反対側の大腿の上（どちらかというと前方回旋）に置く。患者は、次第に強まる力で、セラピストの下腕、または手で両下肢に互い違いの運動が同時に生じるのを感じる。患者が、骨盤輪がどのように等尺性収縮に対して反応を始めるか感じて力を使い始める程度で十分である。

患者はこのトレーニングを、一連のトレーニングにつき3回から4回繰り返さなければならない。自己トレーニングの際には、タオルを巻いた箒の柄がセラピストの下腕の代わりとなる。

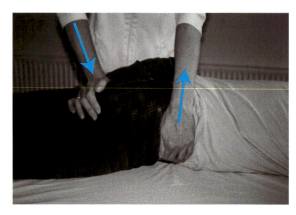

▶図6.10　後方への回旋検査。

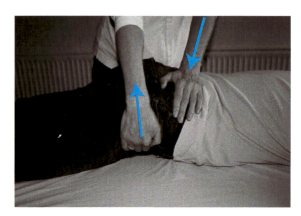

▶図6.11　前方への回旋検査。

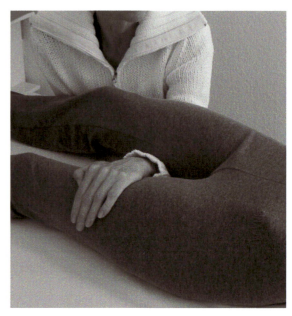

▶図6.12　骨盤のねじれに対する等尺性治療。

6.2.5 距腿関節の負荷

検査

距骨関節上部で足部の伸展と屈曲が行われる。腓腹筋で継続的に緊張が増加すると、筋がアキレス腱を通して踵を背側へ引っ張るため、相対的に脛骨への圧迫を生じさせる。脛骨の圧迫を触診すると、くるぶしの遠位に痛みを伴う小さな段と背屈への制限を見つけることが多い。

➕ 治療

脛骨の圧迫の治療

- ▶図6.13
- セラピストは患者の下腿を後面から、くるぶしの近位から手の横幅分あたりを把持する。
- もう一方の手で、くるぶしの背側遠位にあたる場所を、距骨前面から母指とその他の手指を向かい合わせるようにして把持する。
- スコップを動かすような運動で、距骨をまず台の方向へ、そしてくるぶしに対抗して動かす。このポジションで、軽く押しながら10秒から30秒キープする。

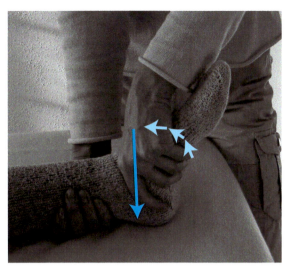

▶図6.13　脛骨の圧迫の治療。

7 ホルモン機能障害と自律神経失調症（ストレス）

7.1 概要

自律神経系のストレス症状とホルモン機能障害は互いに似ていることが多く、相互が原因となっていることも珍しくない。「攻撃や防衛」反応という意味における交感神経系のストレスが刺激されるので、特に運動器官と中枢神経系が活性化され、血液と栄養が優先して供給される。同時に再生と構築を担う代謝器官の栄養状態は悪化する。

チャップマンの時代には、扁桃、甲状腺、脾臓、肝臓、十二指腸、外分泌の膵臓、前立腺が内分泌腺に属すると考えられていた。これは、なぜ内分泌グループの治療図式が前立腺・子宮広間膜、子宮、精巣、甲状腺、副腎の反射点を含むのかを説明するものである。

ホルモン障害と自律神経失調症の治療は、この章においてともに紹介する。

❗ メモ
チャップマン反射点では特に機能的病像に取り組む。アルドステロン症や橋本病などの顕性器官疾患において、反射点はまずサポートする副治療として使われる。その際の、機能的要素や器官変化を過小評価してはならない。

7.1.1 潜在性甲状腺内分泌疾患の徴候

臨床において「潜在性甲状腺内分泌疾患学」に関して特に意義深いものはホプファーによるものである。患者の甲状腺値は正常、またはわずかに亢進か低下している。検査値とは関係なく、患者は我々が明らかにホルモン障害を発している場合に目にする症状を呈す。潜在性甲状腺内分泌疾患において、これらの症状は機能的過負荷の徴候であると解釈される。

7.1.2 ホルモンと自律神経の機能症状

- **甲状腺亢進症に類似した潜在性甲状腺内分泌疾患：** 精神的に落ち着きがない、頻脈、頻脈性不整脈をともなう心拍障害、ねこかぶりをする（患者は不調を些細なことに見せかける）、体重減少、ひどい空腹、頻尿、小刻みな振戦、筋無力症、前脛骨粘液水腫をともなう分泌系皮膚障害、暑がり、多汗。高齢になると、運動心迫をともなう身体的な落ち着きのなさが目立ち、はっきりとしない上腹部の不調、吐き気、食欲不振、痙性便秘、無気力、やる気の欠如、興奮した抑鬱、興奮した不安定性が顕著になる。

- **甲状腺低下症に類似した潜在性甲状腺内分泌疾患：** 一般的に緩慢になる、抑鬱、声が低く、しゃがれた声でゆっくりとした話し方、乾燥した毛髪、乾燥してざらつき、ぼろぼろ皮がむけ淡黄色の皮膚、徐脈、寒がり、便秘、腹部膨張、多発性神経障害、筋衰弱、失調性歩行、眼瞼のむくみ、顔面のむくみ。高齢になると、精神衰弱や抑鬱、無気力などの精神疾患症候群、また筋障害、麻痺、リウマチ症候群、難聴の症状が現れる。

- **副腎の機能障害追加症状：** 慢性的な疲労、ストレス耐性の減少、ホットフラッシュ

- **生殖器の機能障害追加症状：** 月経異常、月経中の片頭痛、勃起不全、興奮した不安定性、自律神経系による下腹部の不調、多毛症、囊胞の形成、授乳障害

7.2 内分泌群

「内分泌群」の治療複合体の使用は、骨盤の基本治療に直接結びつけることができる。このグループの最初の器官反射点は、筋にも同時に作用することから、骨盤輪の徒手による治療を補足するものである。この反射点は、骨盤治療への主要な反射点として取り入れることも可能だ。今日ストレスは健康に負荷を与える主な要素として捉えられているので、ストレス反射点とホルモングループを組み合わせることは、多くの機能的、精神肉体的不調における基本診断と治療に組み入れることができる。触診で陽性を示したゾーンの治療は決まった順番に従って行う（▶図7.1）。

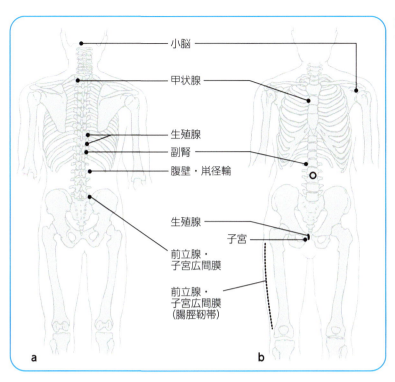

▶図7.1 ホルモン・自律神経系異常調節（ストレス）のための反射点、**a** 背側、**b** 腹側。

内分泌群

1. 子宮広間膜・前立腺
2. 子宮・第2前立腺ゾーン
3. 生殖腺（卵巣と精巣）
4. 甲状腺
5. 副腎
6. 追加反射点：肝臓、脾臓、膵臓、十二指腸

7.2.1　子宮広間膜・第1前立腺ゾーン

腹側
腸脛靭帯に沿って大腿の外側に反射ゾーンが存在する。大転子から膝関節の近位5cm程度の位置まで。

背側
上後腸骨棘（PSIS）とL5棘突起の間。

症状
頻尿、残尿感、排尿障害、月経痛、嚢胞、恥骨結合の頭側における腹部痛、仙骨深部に広がる疼痛、腰背腱膜の癒着腱障害、骨盤の組織障害、大腿筋膜張筋上の圧迫が強いために、大腿骨転子の滑液包炎が生じ、そのために腰部外側に疼痛が生じる。

関係する筋
腹側： 大腿筋膜張筋、大殿筋。

背側： 母指対立筋、小指対立筋、長腓骨筋、短腓骨筋、第三腓骨筋、長母趾屈筋、短母趾屈筋、ハムストリングス、大殿筋、腹直筋、結果と治療は子宮の項を参照のこと。

追加事項： 腰背腱膜は大腿筋膜張筋の背側面に位置している。

解釈
大腿筋膜張筋は、長期的な負荷のもとで、身体の緊張筋として大腿骨頭を正しい位置に維持させるために働く。緊張が高まると、腸骨の外側への運動を通して、小骨盤に位置する子宮を保つ靭帯である子宮広間膜の緊張の変化をもたらす。過緊張は局所的な血行を困難にし、付属器や卵巣といった小骨盤内の器官の障害を生じさせる。月経出血中、子宮は子宮広間膜の強まる運動に対抗して引っ張る運動を行うため、ひどい月経痛につながることがある。

それにともなって生じる大殿筋の緊張は、大殿筋の大部分が腸脛靭帯の筋膜に起始していることに関係する（▶図7.2）。逆に、腰背腱膜における大腿筋膜張筋の背面ゾーンは、腸骨稜下方に結びつく大殿筋の筋膜への直接的つながりを示す。そのようにして、脊柱と骨盤のた

めの「広範囲にわたる靭帯」反射点の意味が説明される。背側の子宮広間膜・大腿筋膜張筋のゾーンは大腸のゾーンとカバーしている範囲が同一である。

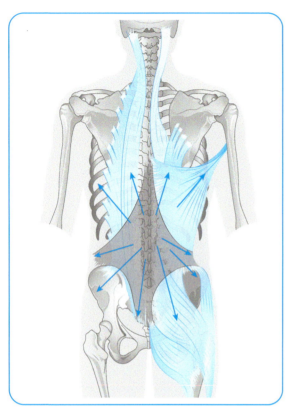

▶図7.2　腸脛靭帯から大殿筋を通した腰背腱膜への関連性。

✚ 治療

解放治療

腹側の前立腺・子宮広間膜ゾーンの治療：
- 下肢の外転
- 周辺組織のそれぞれの反射点へのモビリゼーションを通して、反射点に「ネスト」を形成する。
- ▶図15.39

✚ 治療

セルフケア

- 座位にて患者は下肢を側方へ伸ばし、ゾーンの反射点を優しくマッサージする。
- マッサージローラーやカッピングもセルフケアに適している。

背側の前立腺・子宮広間膜ゾーン：
- 患者は背臥位となり、所見側の下肢を立てる。
- セラピストは片手で背側のチャップマン反射点を触診する。
- セラピストはもう片方の手で患者の大腿を垂直に保ち、膝から治療台に向かって解放させるために押す。
- ▶図15.63

背側の大腿筋膜張筋ゾーン：
- 患者が快適に感じる方向に向かって、浅筋膜に対抗して表皮・皮下組織をモビリゼーションする。
- 数呼吸する間その組織上でキープする。

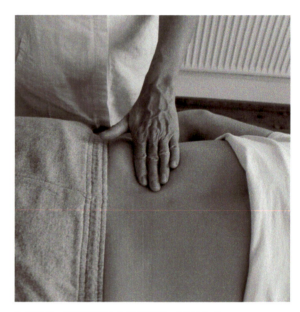

▶図7.3　腰背腱膜上の軟部組織モビリゼーション。

7.2.2　子宮

この反射点は第2前立腺ゾーンとしても有効である。

腹側

恥骨結合の下方最終部と恥骨下枝部の角から2分の1から1横指外側。

背側

L5の棘突起と上後腸骨棘の間、L5のジョーンズ反射点でもある。

症状

子宮内膜症、機能性不妊症、着床障害、早期陣痛、月経

過小症および月経過多症、不正出血、前立腺不調のあらゆる症状などの慢性炎症。

さらに、例えば女性用避妊リング使用による慢性炎症後の子宮に対する治療の可能性がこの反射点に存在する。

筋の関係性
前方： 母指対立筋、小指対立筋、長腓骨筋、短腓骨筋、第三腓骨筋、長母趾屈筋、短母趾屈筋。

後方： 母指対立筋、小指対立筋、長腓骨筋、短腓骨筋、第三腓骨筋、長母趾屈筋、短母趾屈筋、ハムストリングス、大殿筋、腹直筋。

平衡筋症状
特に足部と歩行パターン、大腿後面の筋、骨盤筋に多くの症状がみられる。その結果生じる制限が、このゾーンがストレス症状においてどれだけ重要なのかを示す。

✚ 治療
背臥位における腹側反射点の解放
- 患者は所見側の下肢を立て、膝を体幹に対して外側、セラピストの方向に倒す。
- 反射点を触診でコントロールしながら、反対に位置する腸骨を反射点へゆっくり動かしながら細胞を最適に弛緩させる。
- セラピストは触診する手指を優しく神経リンパ反射点に「溶かしこむ」ようにマッサージする。もしくはゆっくりとした円を描く運動でマッサージする。
- ▶図15.33

背臥位において下肢を押すことを通して背側反射点を解放する
- 患者は背臥位で、所見側の下肢を立てる。
- セラピストは片手で背側の子宮・前立腺反射点を触診する。
- もう片方の手で患者の大腿を垂直に保ち、膝から治療台に向かって緩和させるために押す。
- ▶図15.63

✚ 治療
セルフケア
- 患者はソファに座り、所見側の下肢を肘掛けにのせ、意識的にリラックスして骨盤全体を解放させる。
- その後、恥骨結合の外側にある反射ゾーンを10秒から20秒の間優しくマッサージする。

7.2.3 生殖腺（卵巣・精巣）

腹側
恥骨結合の外側の恥骨（恥骨枝の上部から下部への結合部）の上縁から下縁。

背側
Th9/Th10、Th10/Th11の椎間関節。

症状
不規則な月経、不正出血、月経痛、卵巣嚢胞、睾丸炎、機能性不妊。

平衡筋関係
腹側： 骨盤中心反射または骨盤底反射への反射点（グッドハートによる、英語でcloacal reflex）、梨状筋のための反射点でもある。

背側： 大腿四頭筋；背側の骨盤中心反射、または骨盤底反射は背側の腟の反射点に相応する。

解釈
骨盤中心反射や骨盤底反射の反射点は、骨盤輪と骨盤底全体へ影響を与える（13.6の項を参照）。この反射点は、何かしらの症状で我々の診療所を訪れた男性の多数において同様に、圧覚に非常に敏感であった。陽性の反射点は女性にもみられるが、小骨盤内の器官に関する症状は呈していない。反射点は一般的に高いストレス負荷を示唆し、それは平衡、ホルモン、自律神経に作用する。高いストレスの負荷は腹壁の緊張とともに現れる。腹直筋と薄筋の起始の間の筋膜に反射点ゾーンがある。反射点の負担軽減だけでは足りないことが多い。恥骨、恥骨結合、隣接する構造をオーソ・バイオノミーのテクニックを併用して治療することは、一般的な秩序療法（平衡、緊張・弛緩）を補完し拡大した治療コンセプトに属する。

✚ 治療
腹側の生殖腺ゾーンの解放（卵巣・精巣・骨盤底反射）
- 反射点ゾーンの注意深い触診のもと、緩和が感じられるまで反対側の腸骨を恥骨結合の方向に引っ張る。選択肢として、子宮ゾーンへのテクニックを用いることもできる。
- ▶図15.33
▼

▼
腹臥位における背側の生殖腺ゾーン（卵巣・精巣）の解放
- Th9/10、Th10/11の椎間関節上の痛みを感じるゾーンを触診する。
- セラピストはもう片方の手で患者の反対側の肩を自身の方へ引く。その際、肩関節を「ぎゅっとつかむ」のではなく、手のひらを平らにして接触すること。
- 反射点に向かって最適に緩和させるよう押す。セラピストの上肢はできるだけ伸ばした状態をキープする。
- 動かす方向の角度を変化させることで、背側の卵巣ゾーンのすべての髄節を個別に最適に治療することができる。
- ▶図15.62

背側の骨盤中心反射・骨盤底反射の解放
- グッドハートによる背側の骨盤中心反射・骨盤底反射のゾーンは、仙尾関節の外側に位置する。これは、チャップマンによる背側の腟の反射点と同一である。腟痙のような症状は、血行と骨盤底のトーンと強く結びついている。解放は、殿筋を通して反射点へ両側を押すことで行われる。
- ▶図15.68

7.2.4 甲状腺

腹側
胸骨の外側の第2肋間隙。

背側
Th2/3の椎間関節。Th2の横突起の下の縁も挙げられる。解剖学的な正確な違いは筆者にとっては非現実的なことのようにみえる。実践においては触診エリアで最も敏感な反射点を扱う。

症状
はじめに記載したような、自律神経系負荷、または潜在性甲状腺内分泌疾患のすべての徴候。

筋の関係性
腹側と背側： 肩甲下筋。

平衡筋症状
上肢の内旋、外旋、外転における障害。汎発性の肩疼痛。ストレス下で肩甲骨の間、または肩甲骨の縁中央部の下部に緊張を感じる。そこには第3肋骨と第4肋骨上に、背側の神経衰弱および自律神経失調症のゾーンが存在する。

⊕ 治療
解放

腹側反射点
- セラピストは所見側の反対側に立つ。触診をコントロールしながら、神経リンパ反射点が解放されるまで所見側の肩を持ち上げる。
- 解放が足りない場合は、患者の上腕を所見側の体幹に沿って胸筋の隣におく。セラピストは患者の下腕を水平に中央に向かって引き、軟部組織が胸骨に向かってモビリゼーションされ緩和が生じるようにする。
- ▶図15.4、図15.9、図15.5

背側ゾーン
- 生殖腺（卵巣・精巣）のための反射点を緩和するゾーンに類似する。
- ▶図15.51、図15.56

7.2.5 副腎

腹側
白線上の臍から、患者の母指の1.5〜2横指上方、1横指外側の位置。ゾーンの長さは約2cmである。

背側
Th11/12の椎間関節。

症状
この反射点が陽性であることはあまりない。非常に長い期間ストレスに直面した後に、触診に対して過敏になることがある。例えばコルチゾール含有量の減少と結びつく、心的外傷後ストレス障害などが挙げられる。後述する疲労状態の間の重い感染症の後や、極端な疲労困憊状態においても陽性になることがある。それは感染症の追加的反射点としても有効である。

急性ストレスや平衡負荷において、腹直筋の緊張をともなう腹圧のために、腎臓と副腎のゾーンを判断することは容易ではない。患者に、背臥位になり上半身を軽く持ち上げるよう依頼する。もし筋の緊張下において、そのゾーンが通常の状態より明らかに過敏であれば、反射点は陽性である。腹直筋の弛緩のために、鼠径リンパ節と腟のためのゾーンを治療することができる。そのゾーンは、グッドハート反射点では筋を解放させる作用を持つ。

筋の関係性

- 腹側（二次的）：縫工筋、薄筋、腓腹筋、ヒラメ筋、後脛骨筋。
- 背側（主要）：縫工筋、薄筋、腓腹筋、ヒラメ筋、後脛骨筋、大腿四頭筋。

平衡筋症状

ふくらはぎの痙攣、内転筋の不調、アキレス腱痛、踵骨棘、距骨下関節、膝、腰部における不調。

背側ゾーンは筋にとってより重要であり、副腎に対する重要性はあまり高くない。

✚ 治療
解放
背臥位における副腎の腹側ゾーンの解放

- 副腎の反射点の触診を所見側から行う。
- 患者は下肢を立てる。セラピストは曲げた膝を、反射点が最適に弛緩するまで胸の方向に動かす。運動範囲は個人によって異なる。
- 下腿の回旋、主にセラピストの方向が多いが、それは反射点のさらなる緩和を可能にすることが多い。プロセスはTh12の治療に広範囲で類似している。
- ▶図15.28

背側ゾーン

- 反射点の触診。
- 反対側の腰部を反射点の方向へ持ち上げる。
- ▶図15.62

7.2.6 ホルモン群の追加反射点

ホルモン群の治療のための追加反射点は、肝臓、脾臓、膵臓、十二指腸の反射点と同じである。消化器系が弱まると全身の負荷につながる。炭水化物（発酵）とタンパク質（腐敗）の消化不良は、中枢神経系に作用し、患者に疲労感と気分を落ち込ませる働きをもつ可能性がある物質を作る。古代の人々は、どんどん黒い色になる胆汁の停滞する流れが精神状態の悪化を招くという意味でメランコリーと表現したが、それは的を射ている。

追加反射点の意義と治療は第8章と第9章で詳細に述べる。

7.3 自律神経失調症（ストレス）における追加反射点

ホルモン群の反射点の関係と作用は、いわゆる**自律神経異常制御**または**自律神経失調症**と類似している。このような症状の重複のために、自律神経失調症に重要である小脳、大脳、神経衰弱の反射点について説明する。

7.3.1 小脳

腹側

烏口突起の先端。

背側

頭蓋のすぐ下、後正中線と第1頚椎の横突起の間を半分に分けるライン上の後頭部下方、大後頭神経の出口ゾーンでもある。

症状

オーウェンスによると、頚部の硬直、むくみの感覚、一部機能や集中力に関する阻害（特に小児におけるADHD、注意欠陥・多動性障害）、意識障害、発作的なものも含めためまい、頭部の圧迫、後頭部痛、片頭痛、乗り物酔いへの傾向が強い歩行不安定性、高所への不安などが挙げられる。

筋の関係性

腹側と背側：棘上筋。

自身の経験から、棘上筋への効果はどちらかというと二次的だと言える。小脳の反射点は胸骨結合の負荷と関係があり、それが前述の多くの症状を説明するものである。

腹側：小胸筋。

背側：僧帽筋（上部）と頚筋深部。

解釈

小胸筋は鎖骨下筋とともに肩甲骨と鎖骨を前下方へ引く。それを通して、長く伸びた頚筋と肩筋、特に僧帽筋と頚椎上部の頚筋深部における負荷が生じる。

頚椎上部の棘突起への僧帽筋の運動と、頚椎深部の過緊張は、C0/C1とC1/C2の筋におけるアンバランスをもたらす。そして身体に対する頭部の相対的なポジショニングに関する情報の認識が妨げられる。それを通して歩行不安定性、めまい、多動症状、一部機能障害、後頭部痛、頚

部の硬直、集中力低下、一般的な注意散漫が生じる。

➕ 治療
解放
腹側

- セラピストは烏口突起を優しく触診する。
- 触診する手の中指で触診をコントロールしながら、同時にもう片方の手で、反射点が弛緩し始めるまで、屈曲した肘を垂直方向に持ち上げる。
- 肘を台の方向へ優しくさらに押すことは弛緩を強める。さらなる弛緩が感じられるまで約10秒（またはより短く）キープする。
- 小胸筋の拘縮が強い場合は、筋の等張性治療を取り入れることも推奨される。
- ▶図15.12

背側

- 頭部と頚部を治療台の縁から宙ぶらりんになるようにしてセラピストが把持する（肩は治療台の角の高さ）。そうすることで、セラピストの手指が頭部から頚部の移行部にある反射点に触れることができる。
- 頭部と頚部は緊張した反射点が最大に弛緩するような肢位をとる。反射点は「手指で包まれる」。
- 環椎後頭部の移行部の並進可動性とC1とC2の間の可動性を通して頚椎を過伸展させることなく反射点を弛緩させることは可能である。
- ▶図15.48

7.3.2 大脳

主要ゾーン
第3頚椎から第5頚椎の棘突起の外側。

二次的ゾーン
第1頚椎と第2頚椎の横突起の間。

症状
高血圧、肥満、日射病やアルコール多量摂取後の頭部うっ血症状、頚筋の硬直、脳卒中や癲癇後の状態のような神経系症状などが挙げられる。

筋の関係性
二次的反射点は、頚部深部伸筋と屈筋にも影響を与える（この場所の腹側は副鼻腔ゾーンの反射点となる）。

➕ 治療
解放

- 背側の小脳反射点に類似する。
- ▶図15.48

7.3.3 自律神経失調症、神経衰弱

腹側
胸郭の大胸筋の起始すべて。特に第4肋骨の高さの腋窩線上と、前鋸筋の外側・腹側起始部。

背側
第3/4肋骨上の肩甲棘の高さの肩甲骨の内側縁中央。（肩甲棘三角）

症状
心臓の機能障害、胸やけ、勃起障害、睡眠障害、自律神経異常。

➕ 治療
解放
腹側ゾーン

- 甲状腺の反射点に類似、または胸郭の下部を最大反射点に向かって押す。
- ▶図15.9、▶図15.11

背側ゾーン

- 肩甲骨の内側縁中央を持ち上げながら反射点を触診し、反射点の方向へのモビリゼーションを通して解放させる。
- ▶図15.57、▶図15.59

8 感染症群と免疫刺激の可能性

8.1 概要

オステオパシーの起源には、内臓疾患と感染症疾患において徒手によるテクニックで治療の助けを得ようとする目的が存在した。そのためチャップマンも神経リンパ反射点をまずは感染症に役立てようとした。そのため身体器官の接尾辞に「-itis」を付けて表現した。感染症群と主要な補足的反射点が経験によって発見され、実践でその効果が証明された。

チャップマンは感染症の治療に、感染症群の反射点の順番を推奨している：

- 肝臓
- 胆嚢
- 脾臓
- 副腎

追加的反射点として次の器官がある：

- 大腸
- 直腸
- 甲状腺
- 腎臓
- 小脳とすべての局所で関わる器官反射点

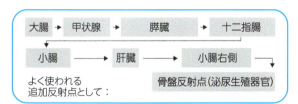

▶図 8.1 反射点の順番。

よく観察すると、感染群の反射点の選択は納得できるものである。肝臓と胆嚢は、大腸、直腸、腎臓と同様、解毒器官であり排出器官である。排出されるべき物質を排出するための興奮は、熱をともなう疾患や炎症疾患において生じやすい毒素を通して熱を下げ、代謝の負荷を下げる作用をする。その際重要なのは、常に生物化学的作用であり、生理的作用ではない。そのため体温程度に温められた浣腸の方が、冷湿布よりも熱を長く下げる効果を持つ。

副腎と甲状腺は、代謝活動を追加して制御し、過剰なストレス反応の結果から保護する役割を担う。脾臓は免疫システムの重要な一部分である。

新たな考察は、オリジナルのチャップマンの概念を拡大させ、より効果的なものにした。ロシアの生物学者スペランスキーの研究により、我々はチャップマン反射点とクラニオセイクラル・セラピーの技術を合わせて免疫刺激の可能性を導きだすことができる。スペランスキーによると、脳脊髄液はリンパシステムに対し決定的な役割を担う。それは鼻と喉のエリア、気道上部、腸に関係するリンパ組織における免疫能力と制御されたリンパ抵抗をつかさどる。パウロウの後任者であるスペランスキーは、動物に対する詳細な実験を行い、脳脊髄液の濾過と脊柱管と脊髄神経から腸に関係するリンパ組織のドレナージが、免疫システムが密に関わる疾患すべてにおいて大きな役割を担うことを証明した。

チャップマン反射点とオーソ・バイオノミーのクラニオセイクラル・セラピーによる経験を積み、ミヒャエラ・ヴィーゼとクラウス・ウェーバーは、感染にかかりやすい小児と高齢者を例とする脳脊髄液ドレナージ・テクニックを発展させた。

顔面頭蓋骨の負荷は篩板部位の栄養阻害を引き起こすことが多い。そこから生じる局所的な腫れは嗅神経に沿って行う髄液ドレナージを困難にする。

チャップマン反射点の治療順番とともに、神経リンパ反射治療を通して改善された髄液ドレナージまたは濾過は髄液空間からワルダイエル咽頭輪の方向へ達成される。クラニオセイクラル・セラピー、リンパドレナージ、ニューラル・セラピー、場合によっては鍼治療におけるいくつかの容易なテクニックは、追加的なサポートとして非常に効果的である。これらを合わせて、免疫システムの強化に対しやさしく治療にも効果的な可能性が生じる。

メモ

チャップマン反射点

治療は上方から下方へ行い、非常に「停滞した」リンパの流れを改善する状況では下方から上方の方向へも行う。

- 鼻、篩骨と髄液ドレナージへの直接的作用
- 咽頭
▼

8 感染症群と免疫刺激の可能性

▼
- 副鼻腔と喉頭
- 扁桃
- 気管支（甲状腺）
- 肺上部と下部
- 場合によっては大脳、小脳、眼、大腸の反射点、すべての骨盤反射点

クラニオセイクラル・セラピー
- 篩板上の髄液ドレナージ（M・ヴィーゼによる）
- 大後頭孔と延髄上の髄液ドレナージ（K・ウェーバーによる）
- 前頭骨部位の呼気パターンの強調
- 機能障害の緊張パターンにおける大脳鎌前面起始の解放
- 脊柱の治療の併用

補完する治療
- マニュアル・リンパドレナージ
- 副鼻腔、扁桃のポイントのニューラル・セラピー
- 頸椎への予備治療テクニックすべて

8.2 感染症群

8.2.1 肝臓（肝臓代謝）

▶図8.2参照。

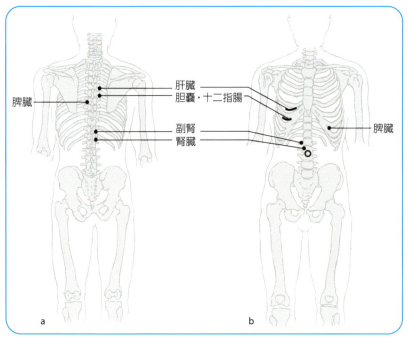

▶図8.2
感染症群、**a** 背側、**b** 腹側。

腹側
乳頭線と胸骨の間の第5肋間隙右側、大胸筋起始の下（女性はブラジャーのワイヤーの下に触診できる）。

背側
Th5/6の椎間関節右側。

症状
消化不良、脂質の消化不良、便秘、抑鬱的にも攻撃的にもなり得る、黄疸、肝臓値の上昇、上腹部の機能的不調。

筋の関係性
腹側と背側：大胸筋胸肋部、膝窩筋。

➕ 治療

腹側

- 同じ側の患者の上肢を直接、または直角に屈曲させて反射点の方向へ引く。セラピストは反対側に立つ。甲状腺の反射点に類似する(7.2.4の項を参照)。
- ▶図15.9、▶図15.11、▶図15.15

背側

- 反射点を触診し、組織が柔らかく感じられるまで、反対側の肩を反射点の方向に持ち上げる。生殖腺の反射点に類似している(7.2.3の項を参照)。
- ▶図15.62

8.2.2 胆嚢と胆管

腹側

乳頭線と胸骨の間の第6肋間隙右側。

背側

Th6/7の椎間関節右側。

症状

肝臓と同様、胆管症、経験上大脳内出血への関係性→「胆嚢の片頭痛」。

筋の関係性

腹側：大胸筋鎖骨部、菱形筋、回外筋。

背側：追加して前鋸筋。

➕ 治療

腹側と背側

- 肝臓の反射点に類似する。
- ▶図15.4、▶図15.5、▶図15.9、▶図15.62

8.2.3 脾臓

腹側

左側第7肋間隙、肋骨弓軟骨部の外側。

背側

Th7/8の椎間関節左側。

症状

脾臓の反射点が目立ってもあまり多くの症状が知られているわけではない。症状としては、感染時の脾臓拡大、悪性貧血、白血病、その他悪性疾患が存在する。関係する機能的症状としては側胸痛がよく知られている。

筋の関係性

腹側と背側：広背筋、上腕三頭筋、僧帽筋の中部と下部。

➕ 治療

腹側

- 反射点に向かって肋骨弓上を押す、または反射点に向かって胸郭上を外側から動かす。そうして肋間隙の組織を弛緩させる。
- ▶図15.9、▶図15.11、▶図15.15

背側

- 肝臓の反射点と同様、腹臥位で反対側の肩または腰を、反射点の方向へ持ち上げる。
- ▶図15.54、▶図15.59、▶図15.62

8.2.4 副腎

腹側

臍から患者の母指の1.5から2横指上方へ、1横指外側へ、ゾーンの長さは約2cmである。

背側

Th11/12の椎間関節。

症状

睡眠後でも疲労状態、ひどい疲弊感、感染症における追加反射点である。

筋の関係性

腹側(二次的)：縫工筋、薄筋、腓腹筋、ヒラメ筋、後脛骨筋。

背側(主要)：縫工筋、薄筋、腓腹筋、ヒラメ筋、後脛骨筋、大腿四頭筋。

平衡筋症状

ふくらはぎの痙攣、内転筋の不調、アキレス腱痛症、踵骨棘、距腿関節、膝、股関節の障害。背側ゾーンは筋にとって重要であり、副腎への重要度は低い。

✚ 治療

- 腹側の治療はTh12の反射点の治療に類似する。ただし、大腿の側屈は適用されないことが多い。
- 背側のゾーンのために、組織が柔らかくなるまで反対側の腰部を反射点の方向へ持ち上げる。
- ▶図15.11、▶図15.62

8.2.5 追加反射点

腎臓、大腸、直腸、骨盤への追加反射点の意義と治療は第9章と第10章を引用できる。

8.3 免疫調整と気道の局所反射点

気道感染は頻繁に起こる感染症のひとつであることから、気道器官の栄養を局所的にサポートする反射テクニックを知ることは有意義である。それは重い疾患に発展する多くのケースを予防することにつながる（▶図8.3、▶図8.4）。

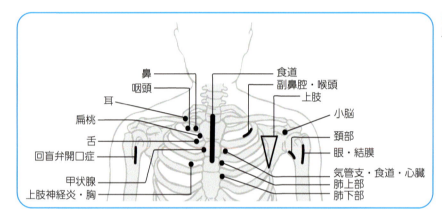

▶図8.3 免疫調整と気道の局所反射点、腹側。

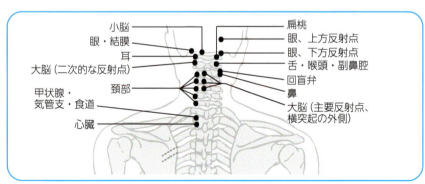

▶図8.4 免疫調整と気道の局所反射点、背側。

8.3.1 鼻

8.1の項を参照。

腹側
第1肋骨の前面、肋軟骨上。

背側
C3の横突起の先端上。

症状
鼻の通りが悪い、腫脹、かさぶた、頻繁な鼻血、感染症にかかりやすくなる、アレルギー、顔面頭蓋骨疼痛→婦人科系と消化器系との関連性。

筋の関係性

腹側：斜角筋や鎖骨下筋のような頚筋深部。

背側：棘上筋、僧帽筋上部。

平衡筋症状

胸骨結合の負荷、緊張性頭部疼痛、頚椎と胸椎上部のブロック、僧帽筋痛、汎発性の肩・上肢の不調。

✚ 治療

腹側ゾーン
- 触診をコントロールしながら、所見側の上肢を反射点へ動かす。セラピストは反対側に立つ。
- ▶図15.4

背側ゾーン
- 大脳の反射点に類似する。
- 7.3.2の項を参照。
- ▶図15.48

8.3.2 咽頭

腹側
鎖骨と交差する手前の第1肋骨面。

背側
C2の横突起上。

症状
痰が止まらない、咳の刺激、嚥下障害、腸間膜のリンパ組織への中耳と内耳のリンパ関係性負荷をともなう流行性感冒→急性感染の場合は他の治療を併用することをお勧めする。

筋の関係性
副鼻腔ゾーン（斜角筋中央）に類似する。

✚ 治療
- 鼻または副鼻腔ゾーンに類似する。
- ▶図15.4、▶図15.48

8.3.3 副鼻腔

腹側
第2肋骨上、鎖骨中線上。

背側
C2の椎弓上、横突起と棘突起の間の中央。

症状
急性、慢性副鼻腔炎、感染症にかかりやすくなる、上顎痛と歯痛、抑鬱症状。

筋の関係性
腹側：頚部屈筋と伸筋、特に斜角筋。

背側：上腕二頭筋。

平衡筋症状
頚椎の両側に同様の回旋制限、頚椎ブロック、肩・上肢症候群、鎖骨下動脈盗血症候群など。副鼻腔反射点の治療では、80％以上の患者において頚椎の回旋制限が改善された。

✚ 治療
腹側と背側
- 鼻の反射点に類似する。
- ▶図15.4、▶図15.5、▶図15.48

8.3.4 喉頭

腹側
第2肋骨の上縁、鎖骨中線から3横指外側（副鼻腔の反射点の外側）。

背側
C2の横突起の上縁、棘突起と横突起先端の間。

症状
しわがれ声、喉の痛み、咳。

筋の関係性
副鼻腔の反射ゾーンと同様。

平衡筋症状

副鼻腔の反射ゾーンと同様。

➕ 治療

腹側と背側

- 鼻の反射点に類似する。
- ▶図15.4、▶図15.5、▶図15.48

8.3.5 扁桃

腹側
第1肋間隙、胸骨縁の骨膜上。

背側
後頭部、C1の棘突起線と横突起先端の間の中央。

症状
扁桃炎、慢性的な扁桃炎と扁桃肥大、小児の発達障害、感染症にかかりやすい、慢性疲労症候群のような原因不明の疲労状態、阻害されている疑いがある箇所における治療の可能性、大後頭神経痛。

筋の関係性
腹側：肩甲挙筋。

➕ 治療

腹側と背側

- 鼻の反射点に類似する。
- ▶図15.4、▶図15.5、▶図15.48

8.3.6 気管支

腹側
胸骨近くの第2肋間隙。

背側
Th1/2の椎間関節。

症状
慢性的な咳の刺激、痙攣、感染症にかかりやすい、一般的な自律神経系症状。

この反射点は甲状腺、心臓・循環器と実際には同一であるので、小腸へのゾーンの副反応がみられることが多い。

筋の関係性
背側：肩甲下筋。

➕ 治療

腹側

- 小円筋が追加される。
- 甲状腺の反射点を参照(第7章)。
- ▶図15.4、▶図15.5、▶図15.9、▶図15.62

9 胃腸群と消化器官

9.1 概要

チャップマンとオーウェンスによる胃腸群の治療は、消化器官疾患とリンパへの負荷と感染症における基本的な治療を示す。直接的な器官の関係性は非常に理解しやすい。甲状腺を組み込むことは、規則正しい消化機能への自律神経系制御の意義を示すものである。

チャップマンとオーウェンスは、重く局所的な器官疾患を研究の中心に置いていたが、ここではさらに機能的症候群、特に回盲弁の意義についても取り上げる。

チャップマン、オーウェンス、ミッチェルは下記の反射点の順番を推奨する（▶図9.1）：

1. 大腸
2. 甲状腺
3. 膵臓
4. 十二指腸
5. 小腸（左側）
6. 肝臓
7. 小腸（右側）

追加反射点： すべての骨盤反射点、第10章を参照。

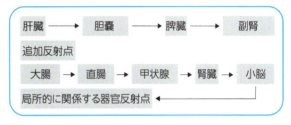

▶図9.1　反射点の順番。

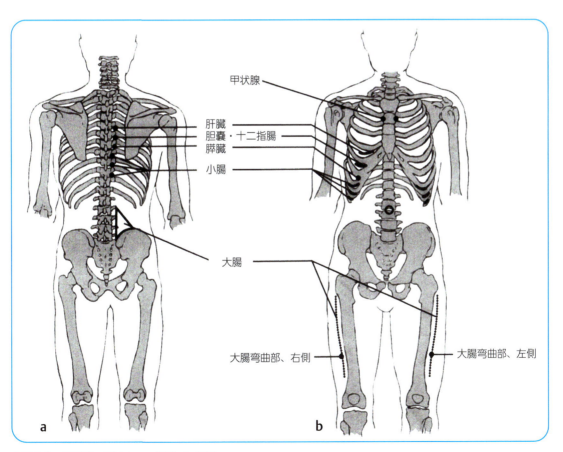

▶図9.2　胃腸群の反射点、**a** 背側、**b** 腹側。

インフォメーション

当初オーウェンスとチャップマンによって記された片側にのみ存在するとされた反射点は、実際は両側にペアとして存在する。それは肝臓のように、ペアの器官が互いに溶け合ったものか、または発生学的にはひとつの管から発生し、中心線器官として髄節の両側から影響を受けているものかのどちらかである。

9.2　胃腸群

9.2.1　大腸

腹側

両側の大腿外側中央、転子の高さから膝関節の手の幅程度近位までの外側広筋上。

腹側ゾーンは、大腿に大腸をひっくり返した図をぴったりと合わせることができる。右の大転子の中央・腹側に、盲腸（5分の1）のゾーンがあり、そこから上行結腸（5分の2から5分の4）、そして大腿の膝に向かって第4、第5反射点に右の大腸弯曲部のゾーンが始まる。膝近位の最後の5分の1には右の横行結腸、左側の下肢の遠位から近位に左の横行結腸、下行結腸、そして最後の5分の1に一番近いポイントにS状結腸のゾーンが存在する。

背側

腰椎2/3/4の肋骨突起から腸骨稜胸腰（筋膜の三角形のゾーン）まで。

症状

痙性の不調と過敏性腸症候群、便秘、放屁、大腸炎、大きなポリープやその他腫瘍による不調、線維筋痛症、食欲不振、副鼻腔の負荷。

筋の関係性

腹側：大殿筋、外側広筋。

背側：大腿筋膜張筋、仙棘筋、前脛骨筋。

平衡筋症状

骨盤底（横隔膜の二次的反射点）の機能的負荷、歩行パターンの負荷、骨盤のねじれも同時に発生。

治療

腹側

- 背臥位において、大腿を軽く外転し、場合によっては軽く外旋して反射ゾーンを解放する。圧反射点の触診と、周辺組織を反射点に向かってモビリゼーションを行い、反射点に「ネスト」を形成する。
- ▶図15.40

背側

腹臥位におけるゾーンの解放：

- 背側ゾーンは、組織を心地良い方向に向かって平らな面でモビリゼーションすることを通して解放する。
- 脊柱近くの反射点は、反対側の腰を持ち上げ反射点に向かって動かして解放する。
- ▶図15.62、▶図15.64、▶図7.3

治療例

肛門から大量出血している患者が治療に訪れた。検査をすると、下行結腸のゾーンの中央にひどく痛む反射点が存在した。重い所見だったため、患者をすぐに大腸内視鏡検査に送り出した。この検査で胃腸病専門医は出血している大きなポリープを発見し、すぐに除去した後、幸運なことに良性のものだと判明した。2日後に患者が再度訪れたときには、チャップマン反射点は完全に目立たなくなっていた。ポリープは下行結腸に位置し、その反射点から痛みは消失していた。

慢性腸障害、代謝負荷、過酸化症を抱える患者は、マッサージローラーやカッピングを用いたセルフケアに関する指導を必要とする。その指導は月経困難症患者への指導（10.2.1の項参照）に相応する。

9.2.2　甲状腺

第7章の詳細な記述を参照していただきたい。

腹側

胸骨近くの第2肋間隙。

背側

Th2/3の椎間関節、Th2の横突起の下縁。

症状

第7章にて詳細に説明しているような、自律神経系負荷によるすべての徴候。

筋の関係性
腹側と背側：肩甲下筋。

平衡筋症状
上肢の内旋・外旋、および外転の障害。汎発性肩疼痛。肩甲骨の間または肩甲骨内側縁中央下部の間のストレス緊張の感覚。そこには神経衰弱および自律神経失調症の背側反射点が第4肋骨上に存在する。

✚ 治療
- 7.2.4の項に類似する。
- ▶図15.4、▶図15.5、▶図15.9、▶図15.62

9.2.3　膵臓

腹側
右側の第7肋間隙、軟骨の肋骨弓の近く。膵尾部の反射点は左側にも存在する。

背側
Th7/8の椎間関節右側。場合によっては左側にも存在する。

症状
上腹部の消化障害、膨満感、疝痛、肝臓・胆汁症状の関与、肩への疼痛の広がり、場合によっては糖尿病が陽性のことがある。

筋の関係性
腹側と背側：広背筋、上腕三頭筋、僧帽筋中部と下部。

✚ 治療
- 9章の肝臓と胆嚢・十二指腸の反射点に類似する。
- ▶図15.11、▶図15.15、▶図15.18、▶図15.19、▶図15.59、▶図15.62

9.2.4　胆管、胆嚢、十二指腸

腹側
乳頭線と胸骨の間の第6肋間隙右側が多い。

背側
Th6/7の椎間関節右側が多い。

症状
肝臓と同様、胆管症、経験上脳内出血にも関係する、消化器官のすべての移行ゾーン（括約筋）におけるトーン障害、疝痛、鼓腸。

筋の関係性
腹側：大胸筋鎖骨部、菱形筋、回外筋。

背側：追加として前鋸筋。

✚ 治療
腹側
- 甲状腺の反射点に類似する。
- 7.2.4の項、8.2.1の項を参照。
- ▶図15.11、▶図15.15、▶図15.18、▶図15.19

背側
- 生殖腺の反射点に類似する。
- 7.2.3の項を参照。
- ▶図15.59、▶図15.62

9.2.5　小腸「左側」

腹側
第8、9、10肋間隙。

腹側
Th8/9、Th9/10、Th10/11の椎間関節。

症状
鼓腸、下痢、過敏性腸症候群、消化器官におけるトーン障害、頭痛、集中力の低下と負荷能力の低下。

筋の関係性
腹側と背側：大腿四頭筋。

治療

腹側

- 肋骨弓を最大反射点へ押す、または胸郭を最大反射点の方向へ動かす。
- ▶図15.15、▶図15.18、▶図15.19

背側

- 腹臥位における反射点の解放：
- 生殖腺の反射点に類似する。
- 7.2.3の項を参照。
- ▶図15.62

9.2.6 肝臓（肝臓代謝）

腹側

第5肋間隙の右側が多い。胸の付け根、または大胸筋の起始の下の乳頭線と胸骨の間（女性はブラジャーのワイヤーの下に触診できる）。

背側

Th5/6の椎間関節のどちらかというと右側。

症状

消化が遅くなる、脂質消化不良、便秘、患者は抑鬱にも攻撃的にもなる、黄疸、肝臓値の上昇、上腹部の機能的不調。

筋の関係性

腹側と背側：大胸筋胸肋部、膝窩筋。

解釈

胆汁は脂質の分解作用とともに、十二指腸と小腸の運動を強く刺激する作用を持つ。胆汁生成または分泌が不足（分泌運動）すると、便秘傾向、タンパク質の腐敗と発酵過程をともなう消化不良が生じる。そこで生じる代謝生産物は肝臓自身とその処理能力に関わる中枢神経系に負荷をかける。

治療

腹側

- 甲状腺の反射点に類似する。
- 7.2.4の項を参照。
- ▶図15.15、▶図15.18、▶図15.19

背側

- 生殖腺の反射点に類似する。
- 7.2.3の項を参照。
- ▶図15.62

9.2.7 小腸「右側」

小腸「左側」に類似する。

9.3 その他腹腔内器官

胃と幽門は、上腹部の不調において大きな役割を占めるが、それよりも重要なのは虫垂ゾーンと腸管のトーンを調整する回盲弁の意義である。腹壁の触診では、虫垂（盲腸）を臍から上前腸骨棘の方向に延びる線の3分の2の位置に見つけることができる。回盲弁はそれに対しこの線の半分の位置にある。この回盲弁の特別な意義は反射点の記述にて取り上げている。

9.3.1 幽門

腹側

胸骨平面上。

背側

第10肋骨上、肋横突関節外側。

症状

胃における極度の膨満感、小児では押し上げるような嘔吐、狭心症に似た症状、胸やけ、胆汁の逆流による胃炎、食道裂孔ヘルニア、呼吸困難→腹側ゾーンと背側反射点は横隔膜ゾーンでもある。

筋の関係性

背側と腹側：横隔膜。

治療

腹側

- 圧反射点の周辺の組織を自由な方向に動かす。
- 数呼吸の間そのポジションをキープし、交互にすべてのゾーンを解放する。
- ▶図9.3、▶図15.2

背側

- 触診を深い接触でコントロールしながら、反射点の緊張や痛みをともなう圧迫が和らぐまで、第10肋骨を肋椎関節と肋横突関節の方向へ動かす。
- ▶図9.4、▶図15.60

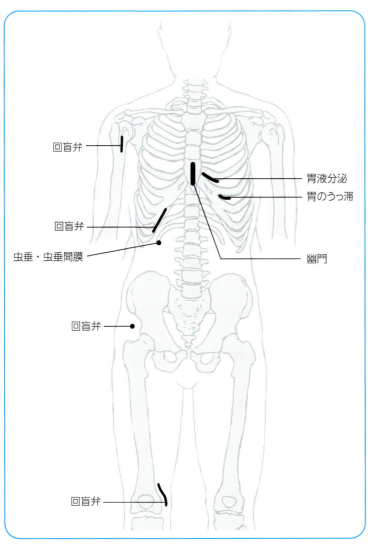

▶図9.3　消化器官のための反射点、腹側。

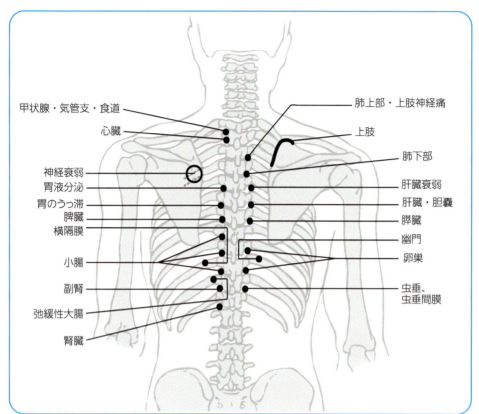

▶図9.4
消化器管のための反射点、背側。

9.3.2 胃液分泌

腹側
第5肋間隙、乳頭線と胸骨の間、左側。

背側
Th5/6の椎間関節。

症状
胃の不調、胃の過酸化または胃潰瘍がよく見られ、まれに胃酸欠乏症、吐き気、胸やけ。

筋の関係性
腹側と背側: 大胸筋胸肋部、膝窩筋。

➕ 治療
腹側
- 甲状腺の反射点に類似する。
- 7.2.4の項を参照。
- ▶図15.15、▶図15.18、▶図15.19

▼

背側
- 生殖腺の反射点に類似する。
- 7.2.3の項を参照。
- ▶図15.54、▶図15.62

9.3.3 胃のうっ滞

腹側
第6肋間隙、乳頭線と胸骨の間、左側。

背側
Th6/7の椎間関節。

症状
胃アトニーが多いが、胃痙攣も生じる。

筋の関係性
腹側: 大胸筋鎖骨部、菱形筋、回外筋。

背側: 追加として前鋸筋。

➕ 治療

腹側

- 甲状腺の反射点に類似する。
- 7.2.4の項を参照。
- ▶図15.15、▶図15.18、▶図15.19

背側

- 生殖腺の反射点に類似する。
- 7.2.3の項を参照。
- ▶図15.54、▶図15.62

9.3.4　虫垂、虫垂間膜

腹側

第12肋骨先端、どちらかというと左側より右側。

背側

脊柱の隣の第11肋間隙、副腎の反射点に近い。

症状

下腹部の不調、感染症にかかりやすい、右の子宮付属器への追加的な負荷。

筋の関係性

腹側：腰方形筋。

背側：腰方形筋、縫工筋、薄筋、腓腹筋、ヒラメ筋、後脛骨筋、大腿四頭筋。

平衡筋症状

ふくらはぎの痙攣、内転筋の不調、アキレス腱痛、踵骨棘、距腿関節、膝、股関節における障害。

背側ゾーンは筋にとってより重要であり、副腎や虫垂にはそれほど重要度は高くない。

➕ 治療

腹側

- オーソ・バイオノミーによる第12肋骨へのテクニックを用いる。
- ▶図15.23

背側

- 副腎の反射点に類似する。
- 7.2.5の項を参照。
- ▶図15.62

9.3.5　回盲弁

腹側

多くの投影箇所：

- 主要：右側上前腸骨棘下方、または上前腸骨棘と小転子の間。
- 二次的：上腕骨頭両側、眼の反射点と同一。
- 三次的：フォグラーとクラウスの筋膜反射点と同様右の肋骨弓、鼠径リンパ節両側。

背側

肋横突関節の外側、第11肋骨の左側が右側より多い（脊柱起立筋の外側）。

症状（ワルター（文献[70]）と著者の発見による）

消化器官

- 便秘と下痢を交互に繰り返す
- 横隔膜から胃の噴門部と幽門部まで消化器官全体に痙攣性障害。胆管と十二指腸・小腸からS状結腸への移行部の合流
- 偽虫垂炎
- 機能的上腹部不調
- 肝臓代謝障害

保護器官と運動器官

- Th12の刺激、胸椎の不調も生じることがまれにある
- 大腰筋拘縮とあらゆる副症状
- 右の鼠径部の疼痛と右の下肢の弱まり
- 腰椎椎間板ヘルニアを含む股関節坐骨神経痛

> **注意**
> 回盲弁症候群が存在する場合は、腰椎のカイロセラピーは禁忌である。

- 右肩に偽滑液包炎（まれに左側もある）
- 頚部硬直
- 線維筋痛症に似た症状
- 手根管症候群のような末梢神経刺激

胸郭部の症状

- 動悸（心臓鼓動と誤感覚）
- 胸郭部疼痛
- ロエムヘルド症候群

頭部エリアにおける症状

- 片頭痛のような疼痛（回盲弁閉鎖症では「週末片頭痛」）
- 偽メニエール病
- 耳鳴り
- 副鼻腔炎
- 結膜炎、遠近調整障害
- 暗い目の隈

一般的な症状

- 吐き気、衰弱、一般的な疲労感
- 午後にめまいが生じる
- 浮腫形成、特に下半身
- 突然の喉のひどい渇き

✚ 治療

腹側の主要なゾーン

- 触診をコントロールしながら患者の下肢を立て、最適な弛緩が生じるまで屈曲させた膝を外転させる。
- ▶図15.36

背側

- 生殖腺のゾーンに類似する。
- 7.2.3を参照。
- ▶図15.62

2次的、3次的反射ゾーン

- 眼の反射点▶図11.4と、帯下の反射点▶図15.41を参照。

解釈

　大腸と小腸の間の回盲弁は非常に重要である。大腸と小腸は消化器官において分泌と再吸収という非常に異なる機能を担うからである。数ある中で、これらは完全に異なるバクテリアのフローラを有す。スムーズな食物の代謝、老廃物の排泄、そして逆流を避けるためには、回盲弁の規則正しい機能が非常に重要である。阻害の影響は、長期的なストレスによって妨げられる自律神経系、胸椎移行部の椎間関節からの髄節反射負荷、そして医薬品の作用や誤った栄養摂取に及ぶ。

　不調は、腸からの毒素の再吸収や、末梢に作用が及ぶ機能連鎖を通した髄節反射によって説明される。

9.4 機能ユニットとしての消化器官

　ここ数年間で、消化器官が複合的機能ユニットとして重要な役割を担うという理解が浸透してきた。興味深いのは、消化器官にも中枢神経系のような多くの神経細胞が存在するという神経解剖学的研究の認識である。これは、システム内における高レベルの情報の流れが存在することを示す。消化器管のユニットとしての調節例は、昔から知られているものでは胃結腸反射や排便逆流反射がある。

　内臓の働きのために特に重要なのは、消化器官の過程においてすべての閉鎖機能または機能推移が互いに機能的に調整しあうことである。異なるpH値、異なる消化分泌液の多様な関係性、口腔、胃、小腸、大腸における異なるバクテリアフローラのために、摂取物の輸送の調整、または個々の機能の分割は非常に重要である。

　臨床にとっては、胃、胆嚢、大腸などにおけるよく知られている症状において、消化器官のその他の機能推移と関係の深いすべての神経リンパ反射点を規則的にともにチェックすることを意味する。

　次の反射点を検査すべきである。

- 食道
- 幽門、この反射点は噴門をチェックする反射点でもあり、横隔膜背側の反射点でもある
- 胆管、この反射点はオッディ括約筋にも影響を与える
- 膵臓、同様にオッディ括約筋に影響を与える
- 脾臓と十二指腸・空腸移行部
- 小腸・大腸移行部のための回盲弁、特に上前腸骨棘の下方中央の反射点と、上腕骨頭中央下または上腕二頭筋腱の内側にある上腕の反射点が重要である

　逆流、機能的上腹部障害、過敏性腸症候群、クローン病、潰瘍性大腸炎においては、すべての反射点を触診することが役に立つ。最も圧迫に敏感である反射点を最初に治療するべきである。その後、多くの場合はその他の反射点の触診敏感性は弱まる。この治療は、内臓テクニックにとって関与する器官の優位性を確立する意味における追加的な指標となる。

　内臓体性反射連鎖のために、慢性的障害においては長期間にわたる機能連鎖であっても、常に内臓に対する反射点の検査と分類を考慮しなければならない。それらの負荷は、脊柱エリアと四肢の筋への重大な障害につながる可能性がある。

10 泌尿生殖器エリア

10.1 概要

泌尿生殖器エリアの反射点は、骨盤底とその上に位置する横隔膜の機能と密接に結びついている。ストレス下で不特定に活性化されることが多く、自律神経系の過負荷ではともに治療することが検討されなければならない。本テキストにおいて女性の生殖器官を強調しているが、男性における生殖器官も少なくとも女性と同様に活発であることを記しておく。ストレスによる負荷は男女に関わらず同様に該当する。

恥骨ゾーンの周辺と骨盤底のエリアにおける治療の症状と位置に関しては、特に注意深い取り組みが必要である。なぜなら多くの人は性的器官に関してトラウマに感じてしまう可能性があるからである。「Woman's care」や「Man's care」といったテクニックとともに治療することは、緩和をもたらすことが多い。ただし、これらのテクニックは明白なセッティングで、できれば同性のセラピストによって行われるべきである。

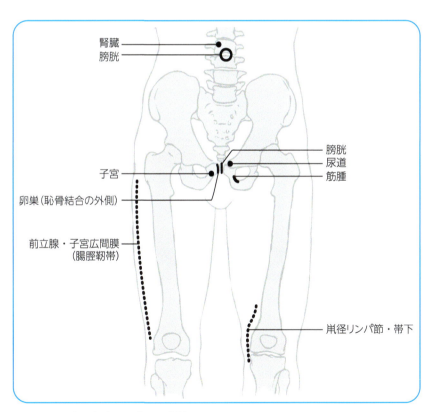

▶図10.1　泌尿生殖器のゾーン、腹側。

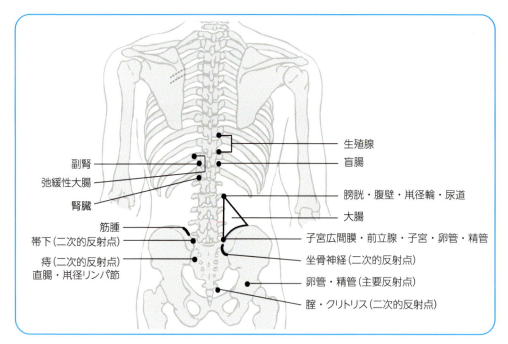

▶図10.2　泌尿生殖器のゾーン、背側の主要ゾーンと二次的ゾーン。

10.2　器官

　恥骨ゾーンは神経リンパ反射点の高い密度を示す。我々のセミナーで、多くの理学療法士が男性患者と女性患者に対して恥骨ゾーンの治療を避けていることを確信した。恥骨枝の治療における不安は、解剖学的な構造に集中することで容易に緩和させることができる。そして、男性の生殖器は恥骨より明らかに下部に位置している。

　職業や家族の幅広いストレスは、小骨盤とそこに位置する内臓に緊張や痙攣を生じさせる。そのため、該当する患者全員にこの治療を提案すべきである。

　いきなり恥骨を触診するのが恥ずかしい場合は、患者に恥骨ゾーンの治療を開始することを伝え、事前に膀胱を空にしたいかどうか尋ねることで準備が整う。

　母指で臍から下方へ、恥骨結節にぶつかるまで触診する。恥骨は片側が比較的高く（上方）位置するように感じる。両手の母指球で恥骨枝の上と下の角を融合するように、上方、下方の方向に同時に軽く押す。その後、手を変えて反対方向へ押すことを繰り返す。オーソ・バイオノミーにおいては、事前に見つけた患者にとって快適なパターン（▶図10.3）を強調し、それを数呼吸の間キープする。

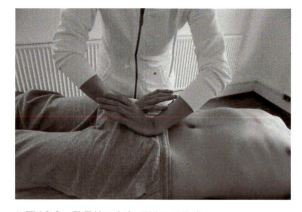

▶図10.3　恥骨枝の上方・下方への治療。

　続いて、腹側・背側の高さの違いをチェックする。セラピストは母指で恥骨結合を触診し、腹側の片側が比較的高くなっているように見えないか、圧迫に対し敏感ではないか検査する。治療では、高く位置するか敏感な側の坐骨結節の下に片手を置いてサポートし、もう片方の手で反対側の恥骨枝を台の方向に優しく押す（▶図10.4）。

腸骨におけるねじれと運動の緊張をもたらす。それは横方向に「開く運動」を通して、小骨盤器官を支える横の構造に緊張増加を生じさせる。

➕ 治療

腹側

最初に前立腺・子宮広間膜の反射点を、大腿両側の腸脛靭帯上から治療し、その後、生殖腺の反射点である恥骨結合上外縁を両側から治療する。

前立腺・子宮広間膜ゾーンの診察には、セラピストはまず最大反射点を見つけるために、母指の指腹で下肢の近位から遠位へ、腸脛靭帯上を撫でるように触診する。次に患者は下肢を少し広げる。反射点から反射点へ、周辺の軟部組織が近づくことによって弛緩が生じる。長期にわたる効果的な治療のためには、患者による規則的なセルフケアを必要とする（▶図10.5、▶図10.6、▶図10.7）。

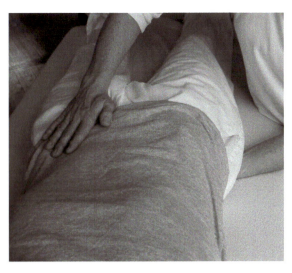

▶図10.4 腹側・背側に押す恥骨治療。

10.2.1 前立腺・子宮広間膜

腹側
腸脛靭帯上、大転子から膝関節腔の近位5cmまで。恥骨枝下部の追加反射点は卵巣の反射点と同一である（p.81）。

背側
上後腸骨棘（PSIS）とL5棘突起の間。

症状
頻尿、排尿障害、月経痛、下腹部痛、恥骨上の腹痛、汎発性深部仙骨痛、腰背腱膜痛、骨盤の脊椎すべり症、外側の腰痛。

筋の関係性
腹側：大腿筋膜張筋、大殿筋。

背側（後方）：母指対立筋、小指対立筋、長腓骨筋、短腓骨筋、第三腓骨筋、長母趾屈筋、短母趾屈筋、ハムストリングス、大殿筋、腹直筋、結果と治療は7.2.2子宮の項を参照。

大腿筋膜張筋のゾーン背側：腰背腱膜上。

解釈
子宮広間膜・前立腺のゾーンは腸脛靭帯の上に位置している。非常に強い腱で、大腿筋膜張筋の上方および大殿筋に起始している。両方の筋における高いトーンは、

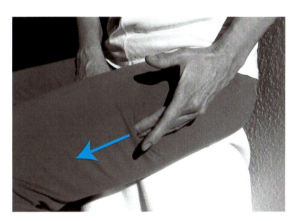

▶図10.5 前立腺・子宮広間膜のセルフケア。

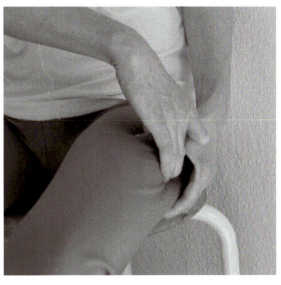

▶図10.6 子宮広間膜・前立腺ゾーンの徒手によるセルフケア。

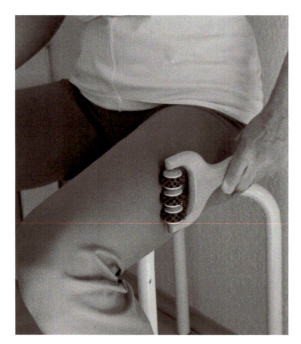

▶図10.7　子宮広間膜・前立腺ゾーンのマッサージローラーを使ったセルフケア。

➕ 治療

背側

患者は背臥位となる。セラピストは仙骨翼の上角（上後腸骨棘から1横指内方・上方の位置）に位置する痛みを感じる反射点を触診する。次に患者の下肢を、大腿が垂直に天井を指すように立てる。そして膝を治療台の方向に優しく押す（▶図10.8）。

🔲 治療例

ミヒャエラ・ヴィーゼ

　アンネ・シュミットさんは46歳の教師で、二人のこどもがいる。彼女は重い月経困難症に苦しみ、ひどい背部痛と下腹部痛を呈している。月経が開始すると最初の2日はベッドで横になって過ごすことが多い。

　医薬品は少ししか効き目がない。

　シュミットさんと最初に対面したときには、子宮広間膜、子宮、生殖腺、付属器のゾーンの治療に集中した。そして骨盤、仙骨、そして前述のような恥骨の治療を施した。その後、シュミットさんにこれらの反射点に対するセルフケアのやり方を教えた。最後にいわゆるやすらぎの把持を行い、治療を終えた。

　シュミットさんは仙骨を私の手の上にのせて快適に感じるように背臥位となる。私はもう片方の手を彼女の下腹部に置き、両手の間の空間に集中する。この二つの手による把持は、側臥位におけるセルフケアに容易に応用することができる（▶図10.9）。

　2度目の治療のアポでは、追加して腟の外側と内側のエリアにも取り組んだ。会陰切開の傷跡も弛緩した。オーソ・バイオノミーではこの治療テクニックを「Woman's care」として教える。これは非常に効果的である。

　これら2回の治療とセルフケアによって患者の不調は消失した。1年後、彼女は閉経を迎えたが、今なら月経期間がもっと長くても平気なのでとても残念だと言っていた。

　副作用として、一時的に出血量が増えることがある。患者は月経期間の後半に、規則的に下肢のチャップマン反射点を自身で治療することを指示される。そのようにして共同して疼痛を緩和させ、疼痛を消失させることも可能であることが多い。

　著者の何年にもわたる経験からいえることは、月経困難症の治療には非常に効果的な治療法であるということだ。一般的に、月経痛を訴える女性に対してはタンポンの使用をやめるようアドバイスしている。身体はこれを異物とみなし、痙攣させることで外に出そうとするからである。

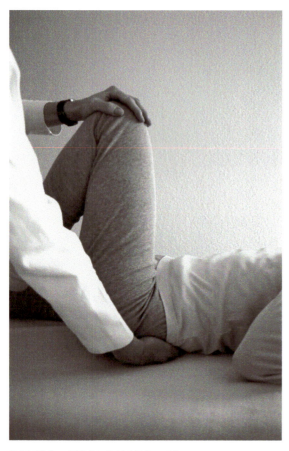

▶図10.8　背臥位における「ジャッキ」。

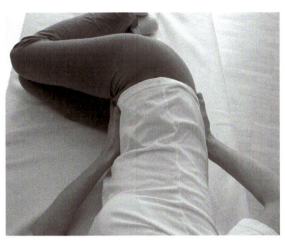

▶ 図10.9 骨盤を解放させるための両手による把持、「やすらぎの把持」。

10.2.2 子宮−第2の前立腺腹側ゾーン

腹側
恥骨結合の下半分、恥骨下枝との角。

背側
L5の棘突起と上後腸骨棘の間の腰仙関節角、L5のためのジョーンズ反射点でもある。

症状
慢性的炎症（子宮内膜炎）、着床障害、早期の陣痛、機能性不妊症、月経過小症、月経過多症、不正出血、子宮の負傷（慢性炎症、例えば避妊リングの使用後）、前立腺の不調。

平衡筋症状
足部、歩行パターン、大腿の筋と骨盤筋背側に現れる症状。ストレス症状における影響が関係する。

筋の関係性
第7章を参照。

➕ 治療
腹側
- 生殖腺ゾーンと同様（p.81）。

背側
- 子宮広間膜を参照（p.80）。
- ▶図15.27、▶図10.8

10.2.3 生殖腺（卵巣・精巣）−第3の前立腺腹側ゾーン

腹側
恥骨（恥骨枝の上から下への結合部）の上縁から下縁まで、恥骨結合の外側。

背側
Th9/10、Th10/11の椎間関節。

症状
不規則な月経、不正出血、月経困難症、卵巣嚢腫、睾丸炎、機能性不妊症、尿閉、前立腺の不調。

平衡関係
腹側：ウォルターによると、骨盤底反射点（英語でcloacal reflex）と梨状筋ゾーンと同一である。

背側：大腿四頭筋。

背側の骨盤中心反射または骨盤底反射：位置は腟の背側反射点に相応する。

解釈
生殖腺または前立腺のためのゾーンは、恥骨結合の外側に位置する。そこは弾力性のある継ぎ目で、骨盤輪の可動性と負荷耐久性を決定づけるものである。大きな力は恥骨結合を通して両側に水平に分散される。垂直軸においては、反射ゾーンを通って腹直筋と薄筋の起始へ分散される力の伝達が重要である。この関係性から、骨盤輪と骨盤底の機能に影響を与える骨盤中心反射または骨盤底反射の反射点としてのゾーンの分類が説明される（第13章）。

➕ 治療
生殖腺、前立腺の腹側ゾーン

生殖腺・前立腺の反射点を治療するために、恥骨治療と同様恥骨結合を触診する。恥骨結合の左側と右側ゾーンを注意深く触診し、最大反射点を緩和する。
その際、患者は下肢を立て、その下肢をセラピストの腹部に当てる。反対側に位置する恥骨枝上の反射点を触診しながら、もう片方の手で、反射点が痛くなくなるまで骨盤をセラピストの方向へ引く
▼

10 泌尿生殖器エリア

（▶図15.32、▶図15.33）。チャップマン反射点は治療を通してすぐに消失するわけではない。器官の自動制御が刺激されなければならない。そのため、患者は反射点を後に自身で触診し治療することができる。セルフケアでは、患者は片側のゾーンを触診して側臥位になり、反対側の下肢が沈み込み、その動きで反射点が解放されるようにする。もし患者が自身で反射ゾーンを規則的に治療すると、不調を消失させることができる。
▶図10.10、▶図10.11、▶図10.8、▶図15.33、▶図15.62

治療
背側
- 骨盤底反射のための背側ゾーンは仙尾関節の隣に位置しており、殿部を反射点に向かって押すことで解放させることができる。
- 背側の生殖腺ゾーンは腹臥位にて、反対側の肩または反対側の肋骨を反射点の方向に向かって持ち上げ治療する（7.2.3の項を参照）。
- 背側の前立腺ゾーンは腰仙関節の角に位置する。治療は子宮広間膜の背側ゾーンと同様に行う。
- ▶図15.68、▶図15.69、▶図10.8

治療例
ミヒャエラ・ヴィーゼ
80歳の患者が排尿障害のために1回目の治療に訪れた。まずは前述のように治療した。追加的に、いわゆるやすらぎの把持を行った。それは、片手を仙骨の下に置き、もう片方の手を下腹部に当てる。そして両手の間の空間に集中し、そこから生じる運動をサポートした。

患者のミュラーさんはこの治療を満喫し、深いリラックスを得られた。治療の後に彼は水分を摂取し帰宅した。翌日に短時間のアポイントメントを約束しておいた。彼は真っ赤な眼をしょぼしょぼさせながら現れ、昨晩少なくとも20回はトイレのために起きなければならなかったこと、私のことを本当にいまいましく思ったと話した。このセッションでは、不特定の他の身体エリアを治療した。前立腺に関係する場所は一切扱わなかった。3回目の治療で、彼は自身の排尿に満足し、どれだけ熟睡できたか説明した。定期的な治療を通して彼は障害をなくすことができた。現在彼は83歳だが、この状態を維持するために定期的に治療に訪れている。

10.2.4 子宮付属器・精巣上体管（卵管・精巣上体と精管）

背側の主要ゾーン
寛骨臼と坐骨神経の出口の間、背側。

背側の二次的ゾーン
上後腸骨棘とL5の棘突起の間、背側。

症状
卵管炎と精嚢炎、汎発性の骨盤痛、月経痛、偽性虫垂炎。

筋の関係性
主要ゾーン： 確かな神経リンパ的関連性はないが、梨状筋への圧迫反射点である。

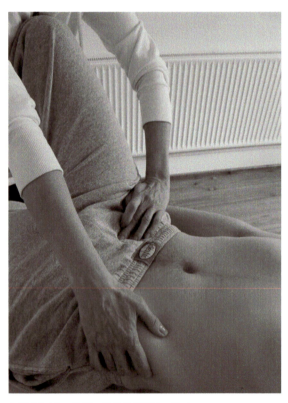

▶図10.10　腹側の生殖腺反射点の治療。

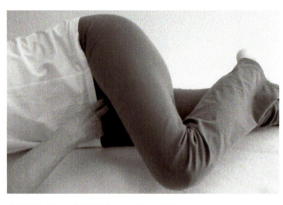

▶図10.11　生殖腺ゾーンのセルフケア。

二次的ゾーン： 母指対立筋、小指対立筋、長腓骨筋、短腓骨筋、第三腓骨筋、長母趾屈筋、短母趾屈筋、ハムストリングス、大殿筋、腹直筋（第7章）。

✚ 治療

主要ゾーン

- 腹臥位で、両側から軟部組織を最大反射点に向かって押すことで解放させる。
- ▶図15.67、▶図15.68、▶図15.69

二次的ゾーン

- 背臥位における子宮広間膜・前立腺ゾーンの治療と同じ。
- ▶図15.63

10.2.5 子宮筋腫・前立腺腺腫

腹側

恥骨結合の外側の恥骨下枝部の細長いゾーン両側、閉鎖孔の内側縁。

背側

腸骨稜の上縁で、腸腰靭帯上の腰椎下部の棘突起間。

症状

オーウェンスによると、子宮筋腫、月経障害、それに伴う変化として胸部組織の変化、胸部のしこりの発生、腋窩のリンパ液停滞、子宮下垂が適応となる。

自身の診療所においても、反射点の反応に手ごたえを感じたが、筋腫の大きさが改善されたという証明に達することはできなかった。

胸部の変化や前立腺腺腫では、近くに位置する子宮と生殖腺のゾーンが相応する。そのゾーンと筋腫ゾーンを分けることは非常に難しい。解剖学的にみると、前立腺ゾーンは筋腫ゾーンの後方、わずかに下方に位置する。

腋窩のリンパ節腫との関係は内転筋ゾーンの筋筋膜連鎖を通して説明される（第14章）。小胸筋、大胸筋、その他上肢の内転筋の硬直はリンパの停滞を招きやすい。

筋の関係性

腹側と背側： 母指対立筋、小指対立筋、長腓骨筋、短腓骨筋、第三腓骨筋、短母趾屈筋、長母趾屈筋。

背側： 追加的にハムストリングス。

✚ 治療

腹側

- 生殖腺の反射点に類似する。
- ▶図15.33

背側

- 背臥位で、子宮広間膜・前立腺ゾーンの治療と同様に行う。
- 腹臥位で、セラピストは反対側から反射ゾーンを触診し、腰椎下部を触診する手の平で固定する。もう片方の手で腸骨を軽く持ち上げ、反射点に向かって優しく引く。
- ▶図15.64、▶図15.68、▶図15.69

10.2.6 腟、クリトリス、骨盤底ゾーン

主要

殿部の付け根の高さから大腿内側へ、薄筋を通って遠位へ伸びるゾーン。5-8cmの長さで、2-3cmの幅。

二次的

仙骨・尾骨の移行部の外側、骨盤底反射の反射点と同じ。

症状

知覚不全、感覚鈍麻、知覚過敏をともなう骨盤底エリアにおける感覚異常、腟痙攣、持続勃起症。

✚ 治療

主要ゾーン

- 背臥位で反射ゾーンを等張性収縮治療で解放する。両下肢は軽く外転させる。所見側でセラピストは下肢を軽く治療台の中央を超える程度まで押し、その間患者はその運動に対してブレーキをかける。等張は患者とセラピストの身長差に応じて接触しながら、または反射ゾーンに接触せずに実施可能である。
- 周辺組織を近づけることを通して局所的な解放をもたらす。
- ▶図15.43

二次的・「背側」ゾーン

- 解釈の項に類似する。
- ▶図15.68、▶図15.69

10.2.7 鼠径リンパ節、腟粘膜、帯下

主要

大腿骨内側顆内側面中央の近位の長く伸びたゾーン、

約8cmの長さ、または縫工筋・薄筋の5分の2の下部。二つ目の反射点として、鵞足上の膝側副靭帯遠位にある鼡径リンパ節のゾーンを用いることができる。

二次的
付属器のゾーンに相当する。

症状
帯下の量が増える、腟の感染症のかかりやすさ、リンパ腫が大きくなる、下肢におけるリンパの停滞、股関節、大腿、膝の不調。

筋の関係性
腹直筋への関係。このゾーンは鵞足とその腱板で一つになる内転筋を通して、骨盤と骨盤底への解剖学的関係性が存在する。

治療
膝の内側側副靭帯中央のような主要なゾーン
- セラピストは所見側で痛みのある反射点を触診する。患者は下肢を立て角度をつけてセラピストに対して傾ける。そうしていくらか外旋した形になる。
- セラピストの手は足部の方に向けて、外側から患者の踵または下腿を把持する。
- 様々なバリエーションで膝を屈曲、足部を回外させ、同時に軽く膝に向かって押すことを通して反射点を弛緩させる。
- ▶図15.42

背側ゾーン
- 付属器のゾーンに類似する。
- 7.2.3の項を参照。
- ▶図15.63

治療例
マルカート足部反射ゾーン療法学院においてセラピストを対象としたセミナーを行った後に、参加者から数日後に興奮した様子で電話を受けた。彼女は下肢に長年リンパ浮腫を抱える患者を担当していた。そこでアキレス腱に位置する足部反射ゾーンと鼡径リンパ節エリアの治療を一度行った。すると両者が驚いたことに数分の内に浮腫は消失し、下肢は明らかに細くなった。

10.2.8　腎臓

腹側
腹直筋の中央縁の臍から、母指の1横指上方・外側の位置。場合によっては、腹直筋痛と腎臓反射点を区別するために、頭部を持ち上げチェックする。

背側
Th12とL1の間の椎間関節上。腹側ゾーンより陽性のことが多いので、背側反射点を主要なゾーンとみなすことがある。

症状
無尿、多尿、炎症、疝痛、自己免疫疾患と悪性腫瘍における副症状とその緩和治療。

筋の関係性
腹側と背側： 大腰筋と腸骨筋。

背側： 追加として場合によっては棘下筋。

治療
腹側
- 背臥位で下肢を立てる。触診をコントロールしながら、セラピストは反射ゾーンが最適に弛緩するまで膝を胸部の方向へ導く。場合によっては下肢をわずかに側屈させる。
- ▶図6.6

背側
- 反射点を触診し、反射点の方向に向かって反対側の腰部を持ち上げる。
- ▶図15.28、▶図15.62

10.2.9　尿道

腹側
恥骨結節外側の恥骨の内側縁上部。

背側
L2の肋骨突起の上縁。

筋の関係性
排尿痛、ひどくなる膀胱炎、失禁、頻尿、腎疝痛、尿道管疝痛。

腹側： 梨状筋、中殿筋、小殿筋。

背側： 大腰筋と腸骨筋。

✚ 治療
- 生殖腺のゾーンに類似する。
- ▶図15.33、▶図15.34、▶図15.62

10.2.10 膀胱

「微生物は何ほどでもない。土がすべてである。」これはフランスの微生物学者、ルイ・パスツールが死の床で発した一文だと言われている。これは、膀胱炎症と反復性尿道炎を医薬品治療ではなく、骨盤底下垂が存在しない場合に限り神経リンパ反射点を用いた治療を行う出発点である。

頻尿、排尿開始時または終了時の疼痛、感染による反復性膀胱炎をともなう膀胱刺激状態は、男性患者よりも女性患者に多く該当する。女性のより短い尿道と出産後の骨盤底の下垂における残尿が、刺激を受けやすく感染症にかかりやすくする。

その他、予防のために下記のようなことが推奨されている。

- 骨盤領域を温める。骨盤ゾーンのデルマトーム、特に仙骨と腰椎下部の結合組織ゾーンは下腹部器官の血行に影響を与える。
- 足部を温める。H.マーカートによる足部の反射ゾーンの解放も追加的な予防措置である。
- 水分を多く摂取する。水分や膀胱炎に効くハーブティーの一般的な洗浄治療は膀胱を細菌から解放させる。
- 性行為の直後に排尿する。これは、機構的に刺激を受けた尿道を減菌する洗浄の意味を持つ。

刺激状態と感染症は、我々の分野においては阻害された栄養状態の徴候とみなす。それは、制御された代謝供給と免疫機能が欠乏して、攻撃的な阻害要因を示すものとして捉える。疼痛をともなう膀胱炎において、尿は始めのころまだ無菌のことが多い。尿道感染症において一番の原因である大腸菌は、正常な大腸フローラに属する。血管を通して尿道に輸送され、身体の抵抗力が弱まるとそこで感染する。そのため、我々は機能的に原因となる抵抗力の弱まりを改善することに着目する。

腹側

膀胱の主要なゾーンは臍の周りの輪の中と恥骨結合上に存在する。尿道ゾーンは恥骨櫛に位置する。臍の輪は尿膜管の出口で、これは膀胱を保つ靭帯構造を有す。恥骨結合の内側には恥骨膀胱靭帯が伸びている。解剖学的な関係性がおそらく腹側に位置する主要な膀胱ゾーンの作用を説明する。

背側

L2背側の肋骨突起先端上に位置する。

症状

過活動膀胱、膀胱炎、残尿感、緊張性膀胱、夜間頻尿、排尿困難。

✚ 治療

腹側
- 臍の周りの反射ゾーンのために、刺激を受けている組織を自由な方向、または快適に感じる方向にモビリゼーションし、そこでさらなる弛緩が生じるまで数呼吸の間キープする。
- 恥骨結合を通して膀胱ゾーンを解放するために、片側の下肢を立て、その下肢をセラピストにもたれかけさせる。触診をコントロールしながら、セラピストはさらに解放させるために、腸骨稜の背側を恥骨結合に向かって優しく引く。

背側
- 腹臥位で反射ゾーンを触診し、反対側の股関節を反射点に向かって持ち上げる。
- ▶図15.27、▶図15.33、▶図15.34、▶図15.62

筋の関係性

腹側： 仙棘筋。

背側： 大腰筋と腸骨筋。

▣ 治療例

ミヒャエラ・ヴィーゼ

レナーテ・Mさん（女性、62歳）は排尿困難と膀胱壁肥厚の診断を受け治療に訪れた。彼女には排尿した後も500mlの残尿があった。彼女は下腹部を外から強く手で押すことでかろうじてこの残尿まで排尿することができた。

Mさんは全体的に非常に緊張してひきつっていたので、私は腰椎（ここには背側ゾーンも存在する）と横隔膜の治療を開始した。横隔膜と骨盤底の緊張バランスは排尿にとって機能的に非常に重要である。その後初めて骨盤の治療に時間を費やし、特に膀胱ゾーンを含む関係するチャップマン反射点を綿密に治療した。5回目の治療の後、Mさんは主観的に問題なく排尿することができるようになり、泌尿器科の検査で残尿量は150mlにまで減少した。

11 感覚器官と中枢神経系

11.1 概要

感覚器官と中枢神経系のための反射点（▶図11.1）は、頭部の感覚器官の診断と治療において、眼、鼻、耳の感覚の質にそれほど関係があるわけではないことを留意すべきである。それらはより器官の栄養変化に関連する。そのため夜盲症や高齢者難聴より、結膜炎や騒音性難聴の方が、相応する神経リンパ反射点の反応が大きい。また、感覚器官の「極度に緊張した状態」もチャップマン反射点に反映されやすい。そのようにして、非正視の場合、視力が悪化している側に過敏な箇所を見つけることが多い。

眼、鼻、耳、大脳、小脳のゾーンはクラニオセイクラル・セラピーにおいても重要である。

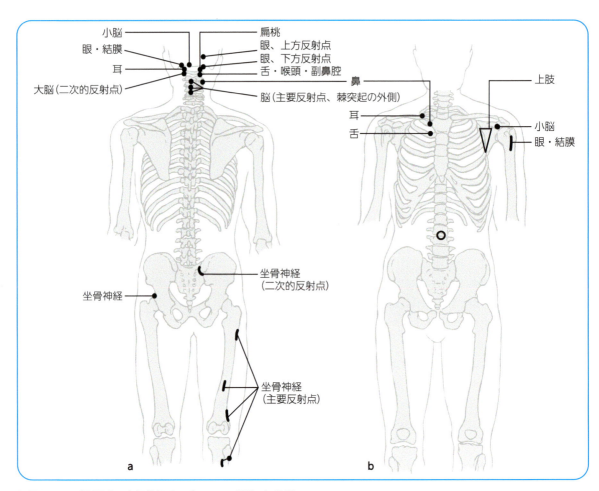

▶図11.1 感覚器官と中枢神経系のゾーン、a 背側、b 腹側。

11.2 器官

11.2.1 眼

腹側

上肢の上腕二頭筋腱の起始、下方半分の腹側と背側。この反射点は回盲弁の反射点と同じである。もし我々が現代の説明モデルを有していなかったとしても、経験上確実に、消化器官から眼、特に結膜への機能的結びつきがこ

の反射点に現れるだろう。

背側
背側には二つのゾーンが存在する：
1. 後頭部の大後頭神経の出口のほぼ中央
2. テントのほぼ頭側で、長さが母指の1-2横指の大脳鎌の付け根の外側の傍正中

筋の関係性
背側：棘上筋、僧帽筋上部。

11.2.2　眼と耳のための神経リンパ反射点の解剖学的・生理学的視点

耳と眼の二つの感覚器官のための反射点を例として、現在における神経リンパ反射点の作用を深く理解することにつながることを示したい。それがさらなる新たな療法の概念を切り開く道となることを願う。

眼の主要ゾーン
このゾーンは、経験から、上腕骨の筋膜にある上腕二頭筋腱の遠位3分の2の場所、腹側・背側に位置する。僧帽筋の上部のグッドハートによる筋の関係性は「疼痛、頚部痛、肩の不調」に重要な意味を持つ。僧帽筋は、その他の筋とともに大胸筋の拮抗筋である。大胸筋の筋トーンが上昇すると、僧帽筋が拮抗して緊張することを通して大後頭神経の神経出口点の刺激を導き、それは片頭痛をもたらし、筋自身の硬直が頚部の不調を生じさせる。

症状と機能の関連性
チャップマンとオーウェンスは網膜炎と結膜炎のゾーンを腹側に発見した。腹側の活発なゾーンはすべての急性の眼の不調、例えば「目の片頭痛」や片頭痛、糖尿病網膜症などに適用できる。

経験から、眼のゾーンはウィルスによる負荷、ドライアイ、糖尿病網膜症、網脈絡膜炎、「眼の片頭痛」、眼に拡散する片頭痛において陽性となる。

オーウェンスは彼の著書において、この反射点に関し、消化器官、代謝負荷（第12章）、骨盤輪の機能、小骨盤内の器官が眼にとって重要であると記している。

腹側の眼の反射点は、同時に回盲弁の二次的な反射点であるというウォルターの指摘も重要である。回盲弁は機能ユニットとして消化器官の括約筋を制御している。

経験上、消化器官と眼の相互作用は存在する。腸の上皮と漿液性の結膜の同様の反応はよく知られている。過剰にアルコールを摂取すると、腸内の上皮の変化と血管の充血が生じ、そして眼が充血する。消化器官と呼吸器官のアレルギー負荷は、結膜にも現れる。この関連性において、髄節反射による満足の得られる説明は存在しない。

眼の二次的背側ゾーン
▶図11.2を参照。

位置：
- 上項線の上下側、大後頭神経出口の背側中央
- 同じ線上で、さらに頭頂部の方向、最上項線の上方、母指の1-2横指の長さから開始

背側反射点の症状：
- 後方1：虹彩筋の疲労をともなう網膜炎、瞳孔の拡大、視力障害、視界をより良くするために眼をこする必要が生じる。
- 後方2：眼瞼縁と眼球における疼痛、かゆみとひりひりした刺激をともなう結膜炎。

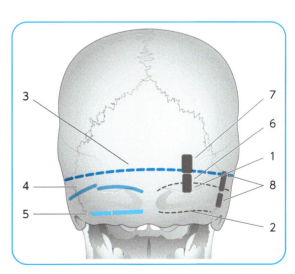

▶図11.2　背側の眼の反射点。**1**　上項線、**2**　下項線、**3**　テントの起始の内側と最上項線、**4**　頚筋表面の停止、例として半棘筋、**5**　頚筋深部の停止、例として大後頭直筋と小後頭直筋、**6**　背側の眼の反射点、**7**　背側の眼の反射点、**8**　迷路器官の反射ゾーン。

眼筋ゾーン（ウォルターによる）：眼窩上縁の内側の角の前頭面に位置し、眼窩上神経の出口、中央である。

眼筋ゾーンの症状：眼筋調整が困難になる、疲労斜視、複視、平衡感覚障害。

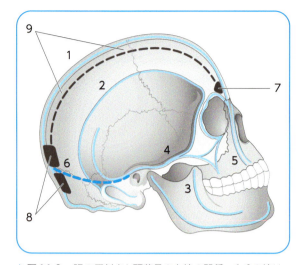

▶図11.3　眼の反射点と頭蓋骨の力線の関係。1-6の線は頭蓋冠のメインの力線の位置に該当する、7　眼筋ゾーン、8　背側の眼の反射点、9　後頭前頭筋とその腱板の位置。

治療

腹側

- 反射点を触診しながら、セラピストはもう片方の手で患者の屈曲させた肘を正確に垂直方向に導く。そこで反射点は弛緩する。
- さらに上肢を内旋させ、その後肘の上に位置させ、最大限の弛緩を導くため治療台の方向に押す。1呼吸から3呼吸の間キープする。
- ▶図11.4、▶図11.5

背側

- 背側の小脳の反射点に類似する（7.3.1の項参照）。
- ▶図15.48

解釈： 三つのゾーン（▶図11.3）すべてが、機能障害が存在する場合に同時に活発である可能性がある。だからといって、三つのエリアにおける異なる症状を、多少とも同様のものとして分類しなければならないと推論することはできない。その点に関して、私はまだ決定的なことを述べることはできない。

同時に、頭蓋ゾーンの機能関係性は想像しやすい。頭蓋骨の第2背側、そして腹側ゾーンは後頭前頭筋（頭蓋表筋）の両筋腹の上に位置し、その間に位置する腱板を通して互いに結びついている。第1背側反射点の項部に起始する筋において緊張が高まると、筋膜と骨膜への運動を通して、後頭前頭筋の後頭部起始（眼の第2背側反射点）に拮抗する緊張を生じさせる。緊張は前方に位置する表情筋エリアにも広がる（腹側ゾーン）。それは上眼窩に伸びる三叉神経の線維を刺激し、トリガー症候群の原因となり、局所的な栄養を阻害する。

さらに、テント上での力の推移も想像しやすい。テントは最上項線の高さで頭蓋冠の内側に起始し、一番上の膜は眼窩の脳硬膜につながる。

筋の関係性

背側： 棘上筋と僧帽筋上部。

平衡筋症状

頭部・頚部痛。肩の不調。

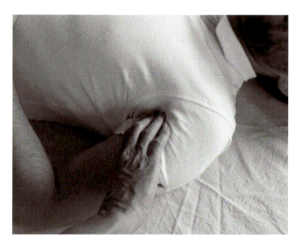

▶図11.4　腹側の眼の反射点の触診。

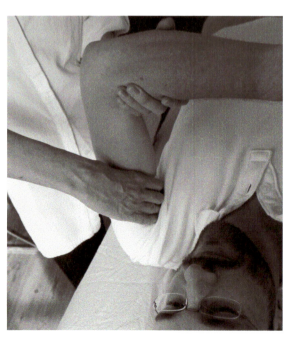

▶図11.5　腹側の眼の反射点を解放させるポジショニング。

11.2.3 耳

腹側ゾーン
第1肋骨と鎖骨が交差する場所に、キビの穀粒程度の大きさであることが多い活発な反射点がある。それは鎖骨の上縁のわずかに背側でもある。第1肋骨はその場所から触診するのが困難であるため、鎖骨の胸鎖乳突筋の起始外側方を手掛かりにすることができる。

背側ゾーン
環椎の横突起中央上の背側。

迷路器官反射ゾーン（ウォルターによる） 位置：後頭乳突縫合の上。

オーウェンスによる症状：腹側の活発な反射点は中耳の関与を意味する。背側ゾーンは中耳炎や乳様突起炎の際に陽性となる。

オーウェンスによって記述された病像は、即時の医薬品による効果的な治療を必要とするため、その他の症状が徒手を用いるセラピストにとってより重要である。腹側の反射点は、機能的に汎発性耳痛、耳道の疼痛と炎症、騒音障害、そして阻害された器官としての耳の場合に陽性となる。

さらなる症状：耳鳴り、聴力低下、内耳性めまい、新たに耳に不調が生じると反射反応はどちらかというと背側ゾーンと迷路器官反射ゾーンに現れる。

解釈：オーウェンスが中耳炎と乳様突起炎における背側反射点の意義について指摘した内容は分かりやすい。彼の時代は抗生物質の前の時代であり、中耳炎の結果として恐ろしい乳様突起炎が現れることがよく起こっていた。乳様突起の近くにある背側ゾーンと項部のリンパ節上を触診すると、前述の疾患が存在する場合、局所的な圧力で痛みが生じる。リンパの流れを改善することで自発的な治癒をサポートできる。

腹側のゾーンが活発になることは胸鎖乳突筋の関係が考えられる。乳様突起の腱の付着による炎症とこの筋の硬直が、引っ張り応力を通して大耳介神経などのエルプ点に拡散する耳痛を生じさせる。

耳道底において局所的な接触過敏をともなう、正確に場所を特定できる耳道痛は、胸鎖乳突筋から顎二腹筋の後腹と最終的に茎突舌骨筋との機能的関係性において伝わるように見える。これは、茎突舌骨筋を治療した後に所見が改善されることからも分かる。側頭骨茎状突起の継続的運動は慢性的な耳痛や耳道炎の発生を促してしまう。

騒音障害、特に鼓膜とアブミ骨筋に障害を抱えると、同様にまた腹側ゾーンの活発化が反射的に生じる。

慢性的な項部筋深部の硬直は、背側反射点の圧痛と後頭部の慢性的な伸展負荷につながる。これは増大した運動緊張としてテントに影響し、そこから側頭骨錐体の角に伝わる。そこで側頭骨錐体のねじれの負荷が生じ、内耳器官の機能に作用することがある。

迷路器官反射ゾーン（13.3.1の項を参照）は、陽性の所見において、第一に後頭乳突縫合への負荷の徴候であり、第二に反射的な反応であることを意味する。このゾーンのための、側頭骨錐体、テント、胸鎖乳突筋への解剖学的関連性は明らかである。

筋の関係性
腹側：胸鎖乳突筋。

背側：棘上筋と僧帽筋上部。

平衡筋症状
頭部・頚部痛、肩の不調。

➕ 治療
腹側
- 快適な方向へ組織をモビリゼーションし、そこでキープする。
- ▶図11.6

背側
- 小脳の背側反射点に類似する。
- 7.3.1の項を参照。
- ▶図15.48

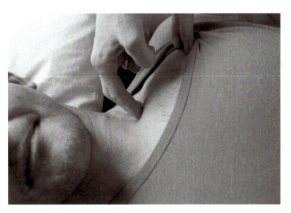

▶図11.6 耳の腹側反射点の触診。

11.2.4　鼻

腹側
第1肋骨と胸骨の移行部の軟骨上。

背側
C3の横突起先端上。

症状
　鼻呼吸がしづらい、腫れ、かさぶた、頻繁な鼻血、感染症にかかりやすい、アレルギー、顔面頭蓋骨の疼痛。
　鼻の反射ゾーンは、反復性気道感染において効果的な保護の可能性を示す（第8章）。
　鼻のゾーンでは、婦人科系と消化器官における症状も考慮する。なぜなら鼻甲介はこれらの器官と密な反射関係にあることを示すからである。
　頚椎に運動制限が存在する場合は陽性の鼻のゾーンを治療する。狭義での鼻に関しては、最初に述べた症状に対する反射ゾーンが効果的である。

治療例
　ひとりのセミナー参加者は、長年の間無嗅覚症に苦しんでいた。セミナーではほかの反射点と同様、鼻の反射点についても練習した。セミナーの後、夜に彼女は帰宅し、外出のために着飾った娘に向かって、「ヤナ、香水のつけすぎじゃないの。」と言った。娘は「でもママ、匂いは分からないでしょ。」と驚いて返答した。3カ月後、経験豊かな彼女はいまだに驚いた様子で、「今でも完全に普通に匂いが分かるし、本当にそれが信じられません。ただし副作用もありました。食事が素晴らしくおいしくなったので、3キロも体重が増えてしまいました。」と言った。

筋の関係性
腹側：胸鎖乳突筋、筋筋膜連鎖の腹側・中央の表面の一部として脊柱起立筋と腹直筋に作用する。詳細は第8章を参照のこと。

平衡筋症状
　胸骨結合の負荷姿勢を形成することに関与、緊張性頭痛、頚椎と胸椎上部におけるブロックと回旋制限、僧帽筋痛、汎発性の肩と上肢の不調。

治療

腹側
上半身の上に上肢を乗せ、組織を反射点に向かってずらす（8.3.1の項を参照）。

背側
反射点への側屈と回旋を通して「ネストの形成」を行う。追加して、解放させるために頭部を通して脊柱へ押すことができる（7.3.2の項を参照）。

11.2.5　舌

腹側
第2肋骨の軟骨上、胸骨からおよそ1cm外側。

背側
C2の棘突起と横突起の間。

症状
舌炎、舌根の筋痛、腫れた感覚と嚥下障害。

治療例
　ある高齢の女性は幼少時と成人してまもなく二つの疾患にかかった。そのため重い言語障害を呈し、脳幹機能がわずかに関与する脳卒中にも苦しんだ。その結果、嚥下の際には必ずむせ、ときおり水分を摂取しなければならなくなった。過剰に陽性を呈す舌の反射点を治療すると、両者が驚くほど症状が緩和された。

　今日では、言語療法をサポートするためにもこの治療を推奨している。

筋の関係性
背側：頚部伸筋と屈筋。

治療
- 鼻の反射点に類似する。
- 腹側：8.3.1の項を参照。
- 背側：7.3.2の項を参照。
- ▶図15.4、▶図15.5、▶図15.48

11.2.6 小脳

腹側
烏口突起の先端上。

背側
後頭部の下方、環椎の後結節と横突起の間。ここには大後頭神経の出口ゾーンが位置する。

症状
オーウェンスは頚部硬直、腫れの感覚、集中力の欠如、めまい、記憶力の制限、精神的に元気がない、「あらゆる形の精神的動揺」、特にほかに精神的に目立つところはない小児における一部注意欠如と集中力欠如を挙げた。歩行不安定性やぐらぐらするめまいも高齢者に発作的に生じ、頭部に圧迫感、後頭部痛、片頭痛、乗り物酔い、高所に対する不安、多動の小児も挙げられる。

解釈
オーウェンスによって挙げられた症状はまず小脳への負荷を示すものである。負荷は多くの場合平衡運動学から説明ができる。烏口突起には烏口腕筋、上腕二頭筋短頭、そして小胸筋がつながっている。特に小胸筋は肩甲帯における胸骨結合のポジションを維持することに関わっている。

肩甲骨の腹側への動きと前方回旋は、僧帽筋の持続的な拮抗する緊張をもたらす。上部頚椎の棘突起と後頭部の腱の炎症は、

- 局所的な浮腫をもたらす。
- 大後頭神経の出口への圧迫をもたらす。
- 固有覚を阻害する。
- 上方のリンパの流れを妨げる。

これらのメカニズムを通して、歩行不安定性とめまい、多動症状、一部の注意欠如、後頭部痛、頚部硬直、集中力の欠如が説明できる。

筋の関係性
棘上筋、腕橈骨筋。

✚ 治療
- 7.3.1 の項を参照。
- ▶図15.12、▶図15.48

11.2.7 大脳

主要
第3-5頚椎の棘突起外側の深部に位置する腫れ。解剖学的な目安は難しい。

背側
第1頚椎と第2頚椎の横突起の間。

症状
オーウェンスによると、高血圧の場合、また肥満を解消しようと努力する場合にこのゾーンは陽性となる。この点に関して我々はいまだ経験がない。

歴史から考えられるのは、オーウェンスの時代には、身体的重労働が一般的で高血圧と肥満は今日ほど広まっていなかった。そのため、これらの現象は実際に脳の機能的・器官的疾患の徴候であったのかもしれない。

一般的に、感染症、日射病、アルコール多量摂取後の頭部鬱血、緊張した頚筋、神経系症状、卒中後の状態において適応とされる。

✚ 治療
- セラピストは棘突起の外側の溝にある主要ゾーンを触診する（▶図11.7）。反射点へ向かって頭部を側屈、回旋させることで解放し、頭頂部を脊柱の方向に優しく押すことで終了する（▶図11.8）。
- ▶図15.48
- C2の椎弓の上にある二次的なゾーンのために、頭部の伸展法を追加で行うことができる。

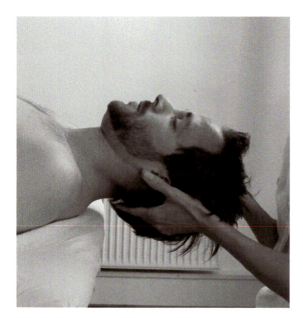

▶図11.7　二次的な大脳ゾーンの触診。

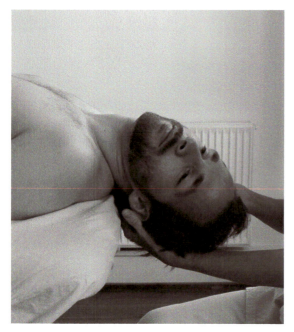

▶図11.8　二次的な大脳ゾーンの治療。

治療例
卒中後の状態
理学療法士として独立しているセミナー参加者の女性（52歳）は、ある日のセミナーの最後に、右側の運動制限が強くなっていると話した。彼女は数年前に卒中にかかり、右側の片麻痺を呈した。彼女は徹底した神経生理学治療を通して不調をかなり改善させることができた。ただし、持続的な集中する負荷においてのみ、軽い右側の痙性に苦しんでいた。彼女を診察する▼

と、C3-C5の棘突起の左側の大脳ゾーンに目立つ腫れを見つけた。この神経リンパ反射点を解放すると、彼女は右半身が完全にリラックスして感じられ、協調が全く阻害されていないと感想を述べ、非常に驚いていた。

特発性てんかん
我々は、特発性てんかんを呈する患者を7歳から15歳までの間治療した。4種類の抗てんかん薬とベンゾジアゼピンを処方されていたにもかかわらず、当初彼は1日に200回までの発作を起こしていた。彼は分かりやすく発声する状況にはなく、すべての日常活動において助けを必要とした。脳のための神経リンパ反射点は、彼の場合とても目立っていた。クラニオセイクラル・セラピーとともに、神経リンパ反射点治療にも取り組んだ。数回の治療の後に、彼はほぼ正常に発声することができるようになった。今日、彼は自転車に乗り、スキーをして泳ぐこともできるようになった。キャッチボールなどによる頭部の小さな打撲傷は、症状の増大を規則的に導く。同時に脳の反射点も目立つようになる。治療は全体として不調の病像を改善させた。基礎疾患による知的障害と、引き続き必要とされた複数の投薬による副作用を改善させることはできなかった。

筋の関係性
背側の二次的反射点は深部の頚部伸筋、回旋筋、屈曲筋に反応する。棘突起の横にある主要なゾーンに関しては筋との関係性は存在しない。腹側に関しては副鼻腔のゾーンを通して関係する筋に働きかけることができる。

11.2.8　上肢神経炎

腹側
チャップマンによると、反射点は胸骨近くの第3肋間隙に位置する。著者の経験では、第3肋間隙の胸骨と乳頭の間中央、そして追加的に第4肋骨上にも存在する。

背側
Th3/4の椎間関節。

症状
肩から指先までひどい上肢疼痛、一部根性痛の性質を含み、皮膚の栄養障害もある。複合性局所疼痛症候群に類似する。五十肩、乳房炎、乳腺炎に似たような症状。

解釈

疼痛の原因は本当の神経炎症ではなく、トリガー症候群の意味における筋機能連鎖の過負荷反応であることが多い。

筋の関係性

腹側：棘上筋、大円筋、小円筋、そして小胸筋にも直接関係する（6.2.2の項を参照）。

➕ 治療

背側
- 三角筋

腹側と背側
- 甲状腺の反射点に類似する。
- 7.2.4の項を参照。
- ▶図15.5、▶図15.11、▶図15.51、▶図15.56

11.2.9 坐骨神経痛

主要ゾーン

- 大転子から大腿骨顆部までの範囲において最初の5分の1から始まり、大腿骨の下方へ約3〜5cm外側・後面の範囲。
- 大腿骨の後面、大腿骨顆から上方に3分の1の高さの反射点。
- 膝の近位の大腿骨の5分の1の反射点、大腿骨の外側・後面大腿骨顆から上方に3cm。

追加の反射点

- 腓骨体周辺の靱帯器官と外果の遠位。
- オーウェンスによると、大転子を横切り転子と坐骨結節の間の途中に存在する。大腿骨頭を支える靱帯器官のエリアにおける痛みを感じるゾーンと表現する方が分かりやすいかもしれない。この表面の反射点は関節包へ腹側からアクセスするために取り入れることができる。
- 仙腸関節下方部上の上後腸骨棘のすぐ下。

二次的

仙腸関節の上方部上。

症状

下肢の後面と外側に広がるすべての形の疼痛。元来の「坐骨神経炎」という名称は、現代の神経炎の定義を意味していたのではなく、根性と偽性根性の不調すべてを含むものである。

💡 機能的ヒント

外側広筋に沿って広がる疼痛のケースでは、我々の経験から大腸の機能的負荷についても検討しなければならない。そこは大腸の反射ゾーンも反映しているからである。

筋の関係性

背側：母指対立筋、小指対立筋、長腓骨筋、短腓骨筋、第三腓骨筋、長母趾屈筋、短母趾屈筋、ハムストリングス、大殿筋、腹直筋。

➕ 治療

主要ゾーン（背側）
- 大腸ゾーンに沿って、大腿でそれぞれの反射点の周辺の軟部組織を近づける（▶図11.9）。

二次的ゾーン
- 腓骨体周辺で靱帯器官を触診する（▶図11.10）。痛みを感じる箇所は、腓骨を回旋させることと組み合わせて、大腿骨へ優しく押すことが可能である。
- 仙腸関節の下方部上にある反射ゾーンは、反射点に向かって腸骨を動かすことで開放させる。触診する手の平で仙骨を固定する（7.2.2の項を参照）。
- ▶図15.63、▶図15.67

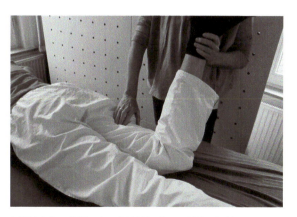

▶図11.9　大腿にある坐骨神経痛の反射点を解放させる。

11 感覚器官と中枢神経系

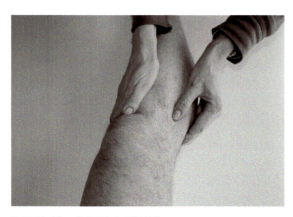

▶**図11.10** 腓骨体における解放。

12 代謝の活性化と変化：骨盤・甲状腺症候群、治療チャート

12.1 概要

肥満、2型糖尿病、高血圧、閉塞性動脈硬化症、痛風、脂質代謝障害などの国民病は、いわゆる**メタボリック症候群**に数えられる。神経リンパ反射療法からの視点としては、線維筋痛症のようなリウマチの形態範囲における疾患もこれらのグループに属すると考えられる。自然療法では、**ピッシンガーによる自律神経系基礎システム**と**間葉の浄化**を、これらの病像の理解を広め、治療への提案の理論的なきっかけになるよう提示しており、臨床医学もゆっくりとこれらの考えに近づいている。

❗ メモ
これらのメタボリック疾患の治療の可能性として、薬理学療法、食事療法と運動療法のほかに、神経リンパ反射療法の方法を用いた浄化・変化療法も考えられる。

メタボリック症候群の成り立ちにおける長いいきさつと、食事療法・運動療法への不活性な議論に直面して、最初に付随する神経リンパ的に帰納する代謝活性化は重要な意義を持つ。この関係性における代謝活性化は、制御と機能の硬直を解き、規則正しい代謝機能を活発にすることを意味する。チャップマンによる神経リンパ反射点を通して、間質細胞におけるリンパの浄化に効果的な影響を与え、蓄積した排出すべき物質を洗い流し、様々な細胞における代謝を活性化させることが可能になる。

フランク・チャップマンは、特に慢性化した不調のために、反射点の順番を定めた治療概念を発展させ、それに一風変わって聞こえる骨盤・甲状腺症候群という名前をつけた。チャップマンによる説明が存在しないため、我々もどうしてこのような名称になったのかは分からない。より詳しく観察すると、現代では骨盤・甲状腺症候群によって影響を受け論理的に構築されたと考えられる代謝機能の生理学的制御と秩序を見つけることができる。

骨盤・甲状腺症候群の代謝活性化は23の検査反射点と治療反射点を通して行われる。

ホルモン制御、発生学的にひとつのユニットである消化器官と気道、ひとつの治療推移における循環器系とリンパ系のシステムは、最大の代謝活性化と代謝の変化を導く。

適応症：

- 汎発性の原因不明の不調と健康予防措置としての基本治療
- メタボリック症候群のすべての疾患：リウマチ、痛風、肥満、高血圧、糖尿病
- 線維筋痛症と類似した疼痛症候群
- 自律神経、ホルモン、感情的不安定性
- 局所的な器官反射点に対する反応の欠如
- 制御硬直における変化療法
- その他の本来なら成功するはずの治療に対する反応の欠如

12.2 実践に適した治療のヒント

代謝活性化のためには、基本的に**1週間に1回から2回の治療**で十分である。重症患者には、オーソ・バイオノミーの治療原則に厳密に沿った、繊細に配分された治療を行うべきである。治療は骨盤・甲状腺症候群の活発な反射点のみ対象となる。反射の徴候は、本来の疾患徴候よりも早く戻ることが多い。それは器官が健康的に負荷を取り除くために時間を必要とするからである。

❗ メモ
- 神経リンパ反射治療はリンパ節を通して、排出すべき、間葉に蓄積した毒性のことも多い物質をモビリゼーションする。患者が常に水分を摂取するように気を付けることが重要である。浄化に十分な時間を与えるために、治療はできるだけ午前中に行うようにする（第3章、治療の基礎を参照のこと）。
- 骨盤・甲状腺症候群図式を用いて行う治療のすべての適応において、結合組織ゾーンのカッピング療法のような補足的な浄化・変化療法と組み合わせることが可能である。

▼

12　代謝の活性化と変化：骨盤・甲状腺症候群、治療チャート

▼

- 治療には、背臥位における下肢の長さを比較する骨盤検査、脊柱の状態検査、恥骨の状態検査、そして最終的に所見が存在した場合の治療が含まれる。

神経リンパ治療は、左の大転子にある子宮広間膜ゾーンの反射点の触診から始める。陽性の反射点のみ考慮する。治療のセッションごとに、チャップマン反射点の所見と変化を文書に残さなければならない。反射点と所見が多く存在する場合、文章による記録なしでは治療の推移における評価をコントロールすることはほぼ不可能である。発熱、疼痛、吐き気、新たな機能範囲への影響を示す症状の変化などの治療反応が発生した場合、きちんとした記録がなければ評価することが困難である。この章の終わりに文書化のためのフォーマットを掲載している。

原則として、腹側の骨盤・甲状腺症候群の反射点のみを検査し治療する。腹側の反射点の反応が不十分な場合のみ背側の反射点も扱う。それぞれの章もしくは反射点一覧図（▶図12.1）を参照することができる。

❗ メモ

- 神経リンパ治療を行うと月経周期がずれることがある。周期を目安とした避妊は正確ではなくなることが多い。閉経してすぐの時期に治療を行った後、不正出血や新たな月経のような出血が生じた場合、最初から病理学的に評価することはできない。

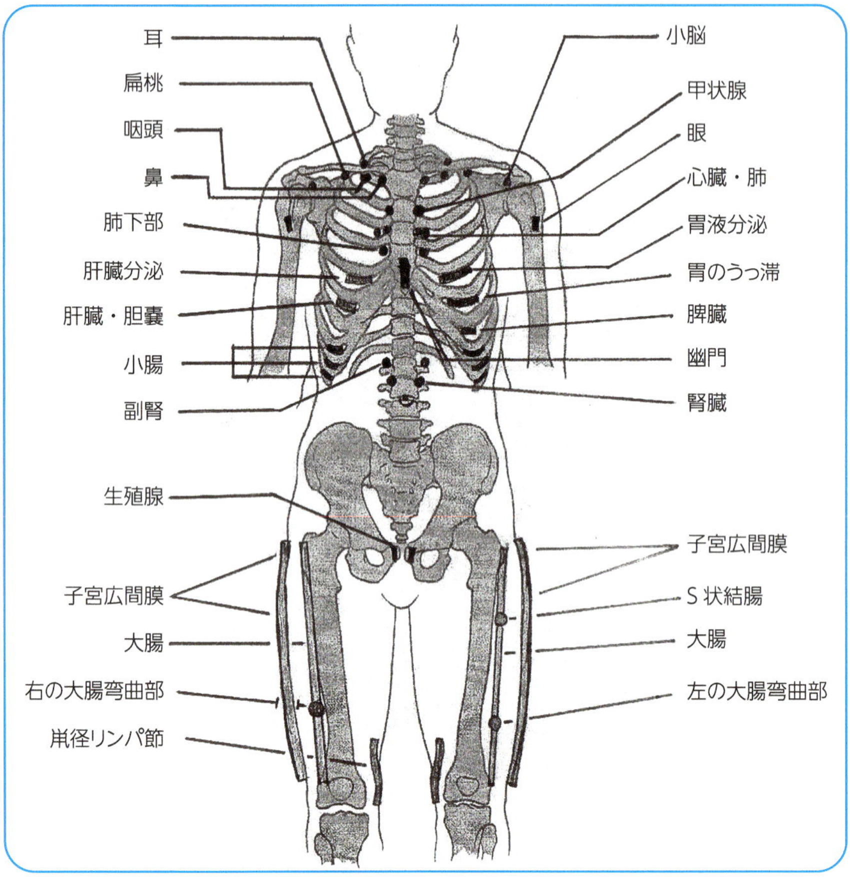

▶図12.1
骨盤・甲状腺症候群の反射点。

反射点の順番：

1. 子宮広間膜・前立腺
2. 大腸
3. 生殖腺（卵巣・精巣）
4. 鼡径リンパ節
5. 腎臓
6. 副腎
7. 甲状腺
8. 胃液分泌
9. 胃のうっ滞
10. 幽門
11. 脾臓
12. 小腸
13. 眼
14. 耳
15. 鼻

16. 咽頭
17. 副鼻腔（上顎洞）
18. 肺（上部）
19. 肺（下部）
20. 小脳
21. 肝臓（肝臓代謝）
22. 胆管、胆嚢、十二指腸
23. 心臓

すべての反射点は両側に存在するため、両方を検査し治療すること。

12.3　骨盤・甲状腺症候群の反射点

チャップマンは、骨盤・甲状腺症候群の最初の四つの反射点として、子宮広間膜・前立腺、大腸、生殖腺、鼠径リンパ節を選んだ。これらのゾーンは彼らの平衡筋関係を通して骨盤の平衡に影響を与える。そうして治療の初めに骨盤輪の調和した機能をケアするというチャップマンの要求を同時に満たすことができる。

- **反射点1**は子宮広間膜と同時に前立腺の反射点である。これは、腸脛靭帯とともに大腿筋膜張筋の大腿筋膜に大部分が起始する大殿筋の緊張に影響を与え、同様に子宮広間膜を通して小骨盤の対抗する緊張にも影響を与える。
- **反射点2と反射点3**は大腸と生殖腺の反射点である。これらは殿筋全体に作用する。
- **反射点4**は鼠径リンパ節の反射点である。この反射点は、鵞足で互いに連結する筋である、薄筋、縫工筋、半腱様筋を通して骨盤と直接的に結びついている。さらに、腹直筋への運動を通して反射的に骨盤平衡に作用する。

12.3.1　子宮広間膜・前立腺

一般的事項

代謝を緩和し、活性化させるためには副交感神経を主とした代謝状態が必要とされ、それは身体の再生を容易にする。子宮広間膜・前立腺の反射点1を治療すると小骨盤における緊張が減少する。仙骨神経叢を通して自律神経系が緩和され、生殖腺ゾーン（第7章）のための代謝供給が改善される。

腹側

腸脛靭帯に沿って大転子から膝関節の近位の手の横幅程度の大腿外側。

検査

セラピストは中指を優しく滑らせながら、腸脛靭帯に沿ってゾーン全体に圧に敏感なしこりがないか探す。

✚ 治療

- 大腿を軽く外転させて治療を行う。
- 陽性ゾーンの周辺軟部組織を反射点に向かって近づける。反射点から反射点へ、ラインに沿って順番に「ネスト」を形成する。
- ▶図12.2

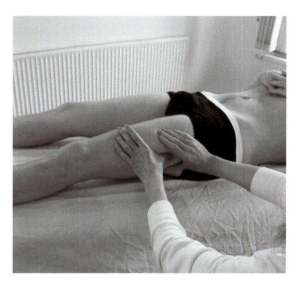

▶**図12.2**　子宮広間膜の反射点の治療。

12.3.2　大腸

一般的事項

大腸の反射点2は、毒素と老廃物の除去をサポートする。

痙性の不調と過敏性腸症候群、便秘、放屁、大腸炎、そして大きなポリープやその他腫瘍による疾患において、大腸ゾーンの相応する場所に圧迫に対して痛みを生じさせる腫れが認められる。線維筋痛症、消化不良、副鼻腔の慢性的な不調の治療のためのこのゾーンの意義は、十分な排泄と大腸の便通のための通路を刺激させる一般的な意義を強調するものである。

腹側

大腿両側の外側中央、外側広筋の中央の外側縁に沿ったゾーン。外側のズボンの縫い目と前方のアイロンの中央ラインの間の中心線を想像することが目安となる。触診では、背臥位の患者の大腿が外旋していることが多いことを考慮すること。

検査

腹側の大腸ゾーンに関しては、大腿に大腸をひっくり返した図をぴったりと合わせて容易に想像することができる（▶図12.3）。右の大転子の中央・腹側に、盲腸（5分の1）のゾーンがあり、そこから上行結腸（5分の3）のゾーンが存在する。そして第4、第5反射点に右の大腸弯曲部のゾーンが始まる。膝近位の最後の5分の1には右の横行結腸、左側の下肢の遠位から近位に左の横行結腸、下行結腸、そして最後の5分の1に一番近いポイントにS状結腸のゾーンが存在する。

✚ 治療

腹側ゾーン

- 子宮広間膜のゾーンに類似して、圧反射点の触診と周辺組織を陽性の反射点に向かってモビリゼーションする。それぞれの反射点で再び「ネスト」が形成される。

背側ゾーン

- 大腸の背側神経リンパゾーンは、結合組織マッサージにおけるデルマトームの分類に相応する。これらのゾーンは背側に位置するにもかかわらず腹側と同程度に効果的である。反射点のカッピングマッサージにも治療の可能性がある。
- ▶図12.4

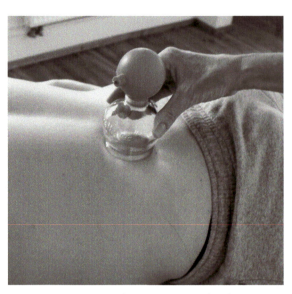

▶図12.4　背側の大腸ゾーンにおけるカッピングマッサージ。

12.3.3　生殖腺（卵巣・精巣）

一般的事項

第3の反射点である生殖腺に関しては、ホルモン調整の軸である生殖腺、副腎、甲状腺に言及する。すべての3つのホルモン線は相互に影響しあっている。このゾーンで治療する症状には、月経不順、不正出血、月経痛、卵巣嚢腫、睾丸炎、一般的なストレス症状と機能性不妊症がある。

男性が精巣の不調を訴えることは少ないが、このゾーンは女性と同程度、男性においても陽性である。これは、一般的なストレス制御とゾーンの関連性を示す。同時に、骨盤底筋のためのゾーンでもある。

腹側

恥骨上、恥骨枝の上部から下部への結合部で、恥骨結合中央から1横指外側、恥骨結合外縁に平行して位置している。

検査

臍から下方に向かって触診を開始し、恥骨まで検査する。正中線に恥骨結合が位置する。恥骨結合の外側に、活発な生殖腺ゾーンの痛みをともなうしこりを見つけることができる。

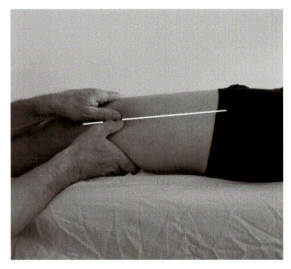

▶図12.3　腹側の大腸ゾーン。

12.3.5 腎臓

一般的事項

第5反射点では腎臓を刺激する。排尿回数が増えるのは、リンパと血液の流れの量が増えて過負荷となっている小循環のために拮抗する制御を意味する。同時に腎臓を通して浄化機能または解毒機能を刺激する。そしてこの反射点は、腸骨筋と大腰筋に反射的に結びついているので骨盤平衡にも作用する。

チャップマンとオーウェンスは次の治療適応を挙げている：無尿症、多尿症、尿道と腎臓の上行性感染、疝痛。さらに、自己免疫疾患と悪性腫瘍における補完治療、待期療法としてこのゾーンを利用することも可能である。

腹側

腹直筋中央の縁の臍から、患者の母指の1横指、上部・外側。

検査

所見がはっきりとしない場合は、頭部を持ち上げて緊張している筋の反射点を検査し、腹直筋における筋痛と陽性の腎臓反射点を区別する。

➕ 治療
- 7.2.5の副腎の項を参照。
- ▶図15.28

12.3.6 副腎

一般的事項

副腎のための第6反射点は、甲状腺に作用する第7反射点と同様、ストレス制御に関与する。急性ストレスと平衡負荷が生じている場合、腎臓と副腎のゾーンは腹直筋の緊張のため評価することが困難である。この場合は、腹直筋に作用する鼠径リンパ節・腟の粘膜のゾーンを最初に治療することを勧める。

長期的なストレス負荷、重い感染症の後の疲労状態や極度の疲労困憊状態において反射点は陽性となる。そのためこのゾーンは感染症グループにおける追加反射点としても有効である。

腹側

白線上の臍から母指の1.5-2横指上方、1横指外側。ゾーンの長さはおよそ2cmである。

➕ 治療
- セラピストは陽性ゾーンの反対側に立つ。セラピストの側の患者の下肢を立て、それをセラピストにもたれかけさせる。触診をコントロールしながら、触診の痛みがいくらか和らぐまで、所見側の腸骨をゆっくりと反射点の方向に引く。
- 7.2.3の項を参照。
- ▶図15.33

12.3.4 鼠径リンパ節

一般的事項

鼠径リンパ節のための第4の反射点を通して骨盤底を解放することは、下肢からのリンパの流れを改善し、代謝を解放させることにもつながる。静脈システムに多くのリンパが流れ込むことは、小循環におけるボリュームの負荷を生じさせることがある。

このゾーンの治療のきっかけとなる症状は、多量の帯下と長引く悪露、感染症にかかりやすい腟、肥大したリンパ節、下肢における静脈とリンパの停滞、股関節、内転筋部位と膝内側における不調、鵞足の腱板炎症がある。これらの症状は、実際は無症候性である、半月板損傷や証明可能な関節症の不調と間違えやすい。腹直筋との関連性は最初に記述した。

腹側

下肢の内側の中央、大腿骨内側顆中央から近位へ約8cmの長さ、または縫工筋の下部5分の2。リンパ節は二つ目の反射点として、鵞足に付着する膝の内側側副靭帯の下方に位置する。

検査

膝蓋骨尖の高さに膝関節腔が位置し、それは大腿の様々な回旋ポジションにおいて正中線を決める際に目安となる。鵞足の付着部下方・前方にゾーンの下部が位置する。関節腔から2、3横指近位に、ゾーンの上部が始まる。ゾーンの最も近位の箇所では深部に位置する大伏在静脈で圧迫疼痛が引き起こされることがあり、それは鼠径リンパ節ゾーンが活発であると誤って診断されてしまう。

➕ 治療
- 10.2.8の項を参照。
- ▶図15.42

検査

臍から2横指上方、筋の境界線の中央から1横指外側にある反射点をゆっくり押すと、検査の判断が容易になる。圧迫に対する敏感性は、接触から数秒後にはっきりとすることもよくある。

✚ 治療
- 7.2.5の項を参照。
- ▶図15.28

12.3.7　甲状腺

一般的事項

甲状腺は自律神経系にとって上位の制御器官とみなすことができる。7.1の項で甲状腺の機能の意義と障害の症状について詳細に述べた。

適応としては、自律神経系負荷のすべての徴候があてはまる。症状の多様性については7.2.4にて詳しく記述した。

腹側

胸骨近くの第2肋間隙。

✚ 治療
- セラピストは、患者が胸郭に置いた上肢の助けを借りて周辺の軟部組織を反射点に向かってモビリゼーションする。同時に肋骨上へ動かすことによって、隣接する肋骨を近づけ、肋間隙の弛緩をもたらす。
- 7.2.4の項を参照。
- ▶図15.4、▶図15.5

12.3.8　胃液分泌

一般的事項

最初の七つの反射点を通して自律神経制御が正常化された後に初めて第8、9、10反射点を扱うことができる。それらは胃の消化機能、分泌活動、トーン調整に関係する。

胃の不調の中で多いのは過酸化または胃潰瘍、珍しいものでは胃酸欠乏症、吐き気、胸やけなどが反射点の一般的な適応とされる。

胃のゾーンは、髄節反射において肝臓の左葉と結びついていることを考慮すること。

腹側

乳頭線と胸骨の間の第5肋間隙両側。

✚ 治療
- 甲状腺の腹側反射点に類似する。
- 7.2.4の項を参照。
- ▶図15.9、▶図15.11

12.3.9　胃のうっ滞

一般的事項

このゾーンは弛緩性の胃において反応することが多いが、胃の痙性にも適応となる。前述のゾーンと同様、肝臓の左葉の胆管にも作用する。

腹側

乳頭線と胸骨の間の第6肋間隙両側。

✚ 治療
- 甲状腺の腹側反射点に類似する。
- 7.2.4の項を参照。
- ▶図15.9、▶図15.11

12.3.10　幽門

一般的事項

極度の膨満感をともなう幽門狭窄症、小児の場合は押し寄せるような嘔吐も併発、そして狭心症、胸やけ、胆汁反射による胃炎のような症状、食道裂孔ヘルニアによる不調、呼吸の不調が存在する場合は、このゾーンを検査するきっかけとなる。腹側のゾーンと、脊柱起立筋の外側にある第10肋骨上の背側の反射点は、同時に横隔膜のゾーンでもある。この場合は、我々の経験から例外的に背側の反射点を主要な反射点とする。

腹側

胸骨の下方3分の1の平面と剣状突起上の痛みを感じる箇所すべて。

背側

脊柱起立筋外側の第10肋骨面。

治療
- 触診をコントロールしながら、第10肋骨を肋骨弓まで深い接触を保ちながら脊柱の方向に優しくずらす。そこでゾーンは弛緩する。
- 9.3.1の項を参照。
- ▶図15.2、▶図15.56

12.3.11 脾臓

一般的事項
脾臓ゾーンである第11反射点では、脾臓自身への作用よりも、膵臓尾部の刺激に作用することの重要性の方が大きい。この反射点を両側治療した後に、左側から小腸の第12ゾーンを消化器官の次のポイントとして、神経リンパ反射点を通して検査し、場合によって治療する。

直接的な適応症としての症状は少ない。感染症における脾臓拡大、悪性貧血、白血病、その他悪性疾患が挙げられる。脾臓と関連する機能的症状に関して、側胸痛を例外とすることはあまり知られていない。

腹側
軟骨との境目近くの第7肋間隙。反対側には膵臓の参照反射点が位置する。

治療
- 8.2.3の項を参照。
- ▶図15.5、▶図15.11

12.3.12 小腸

一般的事項
鼓腸、下痢、過敏性腸症候群、トーン障害は小腸を通して引き起こされた直接的な機能障害に数えられる。。治療適応である頭痛は、代謝変化と浄化の枠組みにおけるゾーンの意義を参照すること。

腹側
第8/9/10肋間隙両側。

治療
- 肋骨弓の運動、または胸郭から最大反射点への外側の運動を通してゾーンが解放される。
- 9.2.5の項を参照。
- ▶図15.5、▶図15.11

12.3.13 眼

一般的事項
眼のための第13反射点は消化機能と密接につながっている。この反射点は回盲弁のための反射点でもあり、小腸と大腸の調和した機能のコントロールのために非常に重要である。オーウェンスの公表した論文において、回盲弁のための反射点が消化器官から眼への関係性を生み出しているということに関しては言及されていない。

治療適応症は、瞳孔が開く、視力問題、涙目、結膜の炎症、眼瞼縁と眼球の疼痛である。眼のゾーンは中枢神経系の項にて詳細に記述する。

腹側
上腕骨外科頚の前面中央の下方。

治療
- 反射点を触診でコントロールしながら、セラピストはもう片方の手で、反射点に弛緩が生じるまで患者が屈曲させた肘を垂直に持ち上げる。
- 追加的に上腕を回旋させ、反射点が最大に弛緩するまで優しく押す。数呼吸の間キープする。
- 第11章を参照。
- ▶図15.12

12.3.14 耳

一般的事項
骨盤・甲状腺症候群のコンテクストにおける耳のための第14反射点の正確な意義ははっきりしていない。ウォルター（文献[70]）は、後頭乳突縫合に追加の耳のゾーンがあると記している。考えられるのは、この場所の内側に位置するテントへの作用である。緊張の不均衡は下垂体に負荷をかけ、それを通してホルモン制御全体に負荷をもたらすのかもしれない。

腹側

鎖骨の上方・背側の縁、第1肋骨が交差する場所。

症状

耳道の疼痛・炎症、耳鳴り、聴力低下。

✚ *治療*
- 反射点を快適な方向へモビリゼーションする。そこで数呼吸の間キープする。
- ▶図15.2

12.3.15 鼻

一般的事項

その後は、第15反射点の鼻、第16反射点の咽頭、第17反射点の副鼻腔、第18反射点と19反射点の気管支または肺が続く。

進化の歴史上、気道上部は消化器官から生まれたことが分かっている。それらは免疫学的にみて、クラニオセイクラルシステムのように、消化器官と気道で結びつくリンパ細胞を通して相互に密接に調整し影響を与えあう。特に鼻の反射点は、篩骨への作用とともに鼻・咽頭腔の免疫能力に大きな作用を及ぼす。

鼻呼吸の困難さのほかに、腫れ、かさぶた、鼻血の頻発は口腔顔面（歯根においても）における感染症のかかりやすさを意味し、顔面頭蓋におけるアレルギーと疼痛も治療適応となる。鼻甲介を通して反射的に密接に関連するほかの器官システム、例えば婦人科系や消化器官系が存在する。

腹側

軟骨の胸肋関節移行部面、胸骨上の第1肋骨。反射点は胸鎖関節の角の下方に位置する。

✚ *治療*
- 触診をコントロールしながら上肢を反射点に向かって動かしゾーンを解放させる。
- ▶図15.4、▶図15.5

12.3.16 咽頭

一般的事項

せきこむ、咳刺激、嚥下困難、中耳と内耳の負荷をともなう耳管炎が適応となり、このゾーンに機能的に非常に近いものが鼻の反射点である。腸間膜へのリンパ関係から、胃腸管の急性感染においてはともに治療することを推奨する。

腹側

第1肋骨面、鎖骨と交差する手前の場所。

✚ *治療*
- 12.3.15の鼻の項と同様。
- ▶図15.4、▶図15.5

12.3.17 副鼻腔（上顎洞）

一般的事項

臨床でこのゾーンは非常に重要な役割を持つ。なぜなら頚椎の回旋と前屈、伸展運動に制限がある場合に非常にポジティブな作用を及ぼすからである。グッドハートはこの反射点は頚部の回旋筋、屈筋、伸筋に影響を与えると分類した。鼻と咽頭の反射点とともに、この場所に起始する斜角筋に確実に作用する。

急性・慢性副鼻腔炎、感染症へのかかりやすさ、上顎痛、歯痛、抑鬱症状が、オーウェンスがすでに挙げている最初の適応症に属する。

腹側

およそ鎖骨中線の第2肋骨上。

✚ *治療*
- 腹側の鼻の反射点に類似する。セラピストは所見側の反対側に立ち、活発なゾーンを触診する。手指の下のゾーンが柔らかくなるまでもう片方の手で患者の上肢を自身の方に導き、10秒から15秒の間解放させる。
- ▶図15.4、▶図15.5

12.3.18 肺（上部）

一般的事項

呼吸困難、痙性の呼吸障害、咳刺激、肺炎のほかに、こ

の反射点は扁桃と気管支のゾーンとともに咀嚼筋へ影響を与える。

❗ メモ
この反射点を過剰に刺激してはならない。強すぎる刺激は患者の通常の状態に負荷をかけ悪化させることがあるからだ。

腹側
胸骨近くの第3肋間隙。

➕ 治療
- 甲状腺の反射点に類似する。
- 7.2.4の項を参照。
- ▶図15.4、▶図15.5

12.3.19　肺（下部）

一般的事項
適応症は前項と実質的に同一である。呼吸困難、痙性の呼吸障害、咳刺激、肺炎、胸膜炎、肋間神経痛。

腹側
胸骨近くの第4肋間隙。

➕ 治療
- 甲状腺の反射点に類似する。
- 7.2.4の項を参照。
- ▶図15.4、▶図15.5

12.3.20　小脳

一般的事項
第20反射点の小脳は、言葉通り解釈するとさらに上位に分類されるホルモン制御ということになる。我々にとって理解しやすいのは、この反射点が直接小胸筋と関係しているということである。小胸筋の緊張が不足すると胸郭前面のリンパ循環が阻害されてしまう。そのため反射点15から19と直接的で重要な関連性が存在する。

オーウェンスは、頚部硬直、腫脹、一部行動・集中力障害（特に小児における注意欠陥・多動性障害）、発作的なものも含めた昏もう、ゆらゆらとするめまい、そして頭部の圧迫、後頭部疼痛、片頭痛、乗り物酔いの傾向のある歩行不安定性、高所への不安などにおいてこの反射点を勧めている。第14章も参照のこと。

腹側
烏口突起の先端上。

検査
古典的に烏口突起の先端は小脳ゾーンとして有効である。先端の周りで円を描くように触診すると、その場所に結びつく筋と靭帯をより正確に把握し緩和させることが可能である。

➕ 治療
- 7.3.1の項を参照。
- ▶図15.12

12.3.21　肝臓（肝臓代謝）

一般的事項
浄化、解毒、排出を刺激し、リンパと免疫を活性化させた後に、肝臓の第21反射点を通して身体の生物化学的な複合解毒器官を刺激する。胆管と胆嚢のための第22反射点を通して胆汁の分泌が容易になる。

該当する患者は、消化に時間がかかる、脂質消化困難、下痢、黄疸、肝臓値の上昇、機能的な上腹部の不調に苦しむ。患者は生活環境において通常とは異なり鬱や攻撃的になることがある。

腹側
乳頭線と胸骨の間の第5肋間隙両側、胸の付け根の下（ブラジャーのワイヤーの下）。

➕ 治療
- 腹側の甲状腺の反射点に類似する。
- 7.2.4の項を参照。
- ▶図15.15、▶図15.18、▶図15.19

12.3.22　胆管、胆嚢、十二指腸

一般的事項
肝臓の項と同様、このゾーンも脳の能力と状態に関連がある。胆管症とその症状、消化器官のすべての移行ゾーン（括約筋）のトーン障害、疝痛、鼓腸が胆管反射点を活発

12 代謝の活性化と変化：骨盤・甲状腺症候群、治療チャート

にさせる。

腹側
乳頭線と胸骨の間の第6肋間隙両側。

✚ 治療
- 腹側の甲状腺の反射点に類似する。
- 7.2.4の項を参照。
- ▶図15.15、▶図15.18

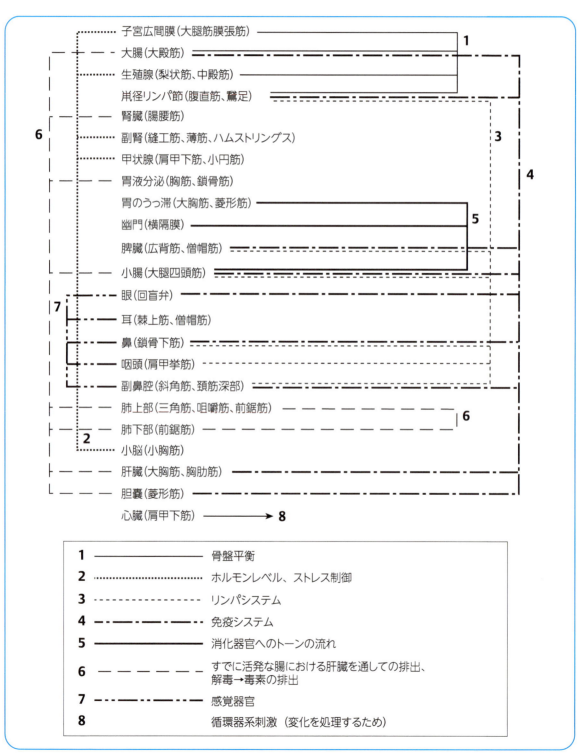

▶図12.5　骨盤・甲状腺症候群の機能的関連性の一覧。

12.3.23 心臓

一般的事項

最後に第23反射点が心循環器系を刺激する。それは、ヒスタミンやブラジキニンのような刺激物質で生じる負荷のバランスをとることをサポートし、酸による負荷の可能性を相殺し、解毒器官と排泄器官への輸送を加速させるために行われる。

症状には自律神経系の負荷のすべての徴候が含まれる。動悸、心悸亢進、心拍異常が挙げられる。心臓の重い損傷の場合にも反射点は活発となる。自律神経系の症状に関しては第7章にて記述した。

腹側

胸骨近くの第2肋骨と第3肋骨の間。

✚ 治療

- 甲状腺の反射点に類似する。
- 7.2.4の項を参照。
- ▶図15.4、▶図15.5

▶図12.5は骨盤・甲状腺症候群と次の視点の機能関係性を示す:

1. 骨盤平衡
2. ホルモンとストレス制御
3. リンパシステム
4. 免疫機能
5. 消化器官のトーンコントロール
6. 排出と解毒
7. 口腔顔面部位
8. 循環器系のサポート

文書化フォーマット

▶表12.1 文書化フォーマット。

筋	1	2	3	4	5	6	7	8
1. 子宮広間膜・前立腺								
2. 大腸								
3. 生殖腺(卵巣・精巣)								
4. 鼠径リンパ節								
5. 腎臓								
6. 副腎								
7. 甲状腺								
8. 胃液分泌								
9. 胃のうっ滞								
10. 幽門								
11. 脾臓								
12. 小腸								
13. 眼								
14. 耳								
15. 鼻								
16. 咽頭								
17. 副鼻腔								
18. 肺(上部)								
19. 肺(下部)								
20. 小脳								
21. 肝臓								
22. 胆嚢								
23. 心臓								

13 身体立ち直り反射

デビッド・ウォルターは彼の著書「アプライド・キネシオロジー」（文献 [70]）で、彼が名付けた排出シンクロナイゼーションについて記述した。性交の際の身体の開きをこの排出と表現し、それを通して尿と便が排出される。このいくらか風変りな概念には、空間における身体調整の自己統制の人類医学的な検査と治療の可能性が隠れている。それは骨盤底機能の「シンクロナイゼーション」と始まる。この理由から、我々は身体立ち直り反射の定義を用いる。そこで関係する神経リンパ反射ゾーンは身体協調の負荷において診断と治療に用いることが可能である。

迷路反射、頸部立ち直り反射、眼筋協調と骨盤底協調のための反射点を扱う。これらの反射性機能と関連するすべての触診反射点は、他の運動システム内で検査し解釈することができる。そのため、触診と相応する既往歴の検証に加え、さらなる簡単な身体検査を実施することが必要となる。

13.1 機能検査

ウォルター（文献 [70]）によると、四肢の運動協調における両側の違いは、頭側の負荷、特に蝶形後頭底結合における負荷を示す。

この運動には、伸展させ挙上させた上肢を体幹の前方に伸ばす内転・前傾の運動が含まれる。この明確ではない専門語彙の説明をすると、理学療法などにおいて伸展運動と表現される運動である。

蝶形後頭底結合は後頭骨と蝶形骨を連結するほぼ骨上の結合である。これまでの経験から、蝶形後頭底結合の障害だけではなく、身体正中線における多くの負荷が屈曲協調障害を引き起こす。

正中線を超えて身体の半分を結びつける解剖学的構造は少ない。ほぼすべての筋、靱帯、神経内臓はペアとして位置している。正中線の骨の構造でさえもペアのユニットから成り立つ。

全体的な左右の協調障害は個々の四肢の個別の衰弱や対角線のパターンにおいて生じる。身体立ち直り反射またはそれと結びつく器官が常に関与している。

13.2 四肢の伸展・屈曲負荷の遠心性検査

検査は背臥位にて行われる。患者はリラックスしてまずは右の上肢をおよそ45-60°の角度で上方に伸展させて持ち上げる（▶図13.1）。

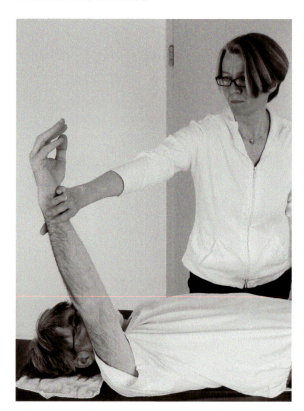

▶図13.1　右上肢の検査の開始ポジション（通常所見）。

セラピストは片手を患者の前腕の内側に置き、患者に、痙攣することなくセラピストの手に対抗して筋の緊張を構築するよう指示する。患者が明らかに筋による伸展緊張を構築できると（上肢を下方へ動かす）、セラピストはその状態をキープするように指示を与え、ほんのわずか上肢にさらに圧力をかける。そこでは屈筋の遠心性負荷能力を検査する。患者はわずかに高まった負荷を苦労せず時間の遅れもなく相殺できなければならない。なぜなら、筋は生理学的に求心性負荷よりも遠心性の方が力強いからである。

患者の筋協調の障害は、患者が硬直する、逸脱運動をする、弾みながら筋の抵抗を構築する、または「中断する」ことに現れる。検査は同様に反対側でも繰り返す（▶図13.2）。

メモ

上方の身体立ち直り反射と下方の骨盤立ち直り反射は、解剖学的にクラニオセイクラルシステムと結びついていることから、上方の屈曲協調と、まれに伸展協調の検査においてさらに細分化することを勧める。検査において、筋の片側で協調の問題が明らかになった場合は、まず深く息を吸った状態で、そして最後に深く息を吐きながら繰り返さなければならない。もし両方のどちらかの場合で、新たに行った検査で筋が良好に協調できた場合は、高い確率でクラニオセイクラルに負荷が存在していることになる。補足して、頭部のための神経リンパ反射点のほかに、クラニオ・テクニックを投入することを検討すべきである。

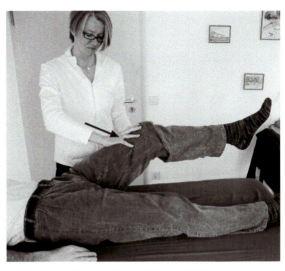
▶図13.3　下肢における屈曲活動の筋協調検査。

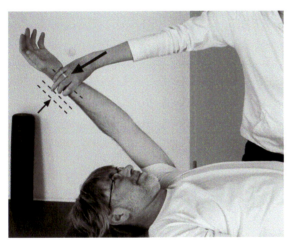
▶図13.2　左側の協調の欠如検査（小さな矢印と点線が患者の力の構築を表す）。

反対側の検査においても明らかな違いがみられなければ問題のない所見となる。セラピストは、個人の実現可能な最大の力のほかに、等張性抵抗が調和的に構築されるか、体幹の筋の震えが強く生じるか、硬直の徴候が現れるか、それとも安定してキープできるのか、すぐに諦めるのか、それともすぐに崩れてしまうのかを観察する。

両側比較に加え、上方・下方の比較も興味深い。もし両下肢の協調はうまくいかないが両上肢の協調は問題のない所見の場合、それはTh12の高さとさらに下方における障害を示す。

個々の四肢に明らかな違いが生じている場合は、最後に対角線上の遠心性協調を検査する。右上肢から左大腿、そして左上肢から右大腿への検査を行う（▶図13.4）。

下肢の検査（▶図13.3）では、股関節部位の屈筋を動かす。患者は下肢を45°に屈曲させ、下腿を治療台と平行になるように気を付ける。セラピストは患者の抵抗に対して治療台の隅に向かって膝のほぼ近位を押す。どの程度の力を加えると、体幹における逸脱運動、緊張による震え、一般的な硬直、それか押す力に抵抗するのをやめることが生じるかを検査する。

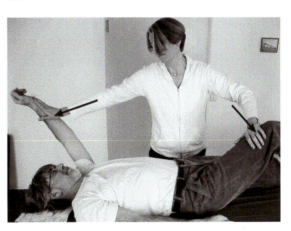
▶図13.4　対角線における伸展緊張と屈曲緊張の遠心性検査。

左右の違い、個々の四肢の衰えや対角線上での不調は日常における協調にとって大きな意味を持ち、長期的には解明することが困難な症状をもたらすことがある。例として、個々の脊柱部位における片側の回旋制限や膝関節・股関節の不調、変化した歩行パターンと姿勢パターンが挙げられる。

等張性・遠心性筋検査のほかに、片脚立位で眼を開いた状態と眼を閉じた状態におけるバランスを検査し、追加として眼を閉じて口を開く、そしてしっかりと噛んだ状態を比較することができる。

13.3 身体立ち直り反射点

13.3.1 迷路反射点

反射点はペアとして存在するが、腹側と背側、または主要と二次的な反射点としては存在しない。

13.3.2 位置

迷路反射は側頭骨の二腹筋窩の上方部位にある乳様突起の後方長いゾーンにある（▶図13.5）。胸鎖乳突筋または頭板状筋の背側の縁を目安とすることができる。これは、オーソ・バイオノミーにおける「頭蓋骨」の把持の順番、反射点2と同一である。

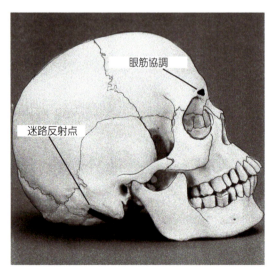

▶図13.5　迷路反射と眼筋のための反射点。

13.3.3 症状

ウォルター（文献[70]）によると迷路器官のための反射点が重要である。陽性の反射点では眼振とともに回転性めまいが生じると記載されている。しかし我々の診療所において、患者の触診所見が陽性で、上肢屈筋の協調に問題を抱え、めまいの感覚を訴えても、眼振の症状はまだ起こったことがない。

頚椎の不調と肩・上肢の不調のほかに、ストレスへの耐性の減少と症状が認められる。それは大脳鎌と小脳テントの相反性膜の角荷と関連する。

側頭骨部位にねじれの負荷が存在する、または小脳テントの緊張負荷が存在する場合に迷路反射点は特に目立つようになる。

側頭骨には三角のしっかりとした栓として側頭骨錐体が脳内に続いている。その上縁では小脳テントの高い運動緊張が生じる。側頭骨のねじれは小脳テントにおける動きを変化させ、この力のベクトルがテントを通して後頭部に伝わってしまう。それは頚筋の付着部と固有受容感覚（身体認識）を阻害する。

反対に、小脳テントの緊張変化は側頭骨、特に側頭骨錐体部に緊張変化をもたらす。それは側頭骨の錐体部に位置する迷路器官への栄養供給悪化（代謝状況）と結びつく。角加速度における代償の幅の減少は確実に現れる。

迷路器官反射点の解放（▶図13.6）は耳鳴りと騒音性難聴後にも効果的である。

治療
- 陽性ゾーンの高さで、乳様突起と後頭骨を痛みのある反射点の方向に互いに優しく押し、このポジションで数呼吸分キープする。
- さらに解放させる可能性として、皮下組織を患者が快適に感じる方向へモビリゼーションすることが挙げられる。

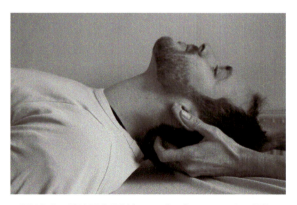

▶図13.6　迷路器官反射点のモビリゼーションによる解放。

13.4 眼筋協調

この反射点は眼窩上神経の出口の中央、眼窩上縁内側の角の両側に位置している（▶図13.7）。反射点は鍼治療の胆嚢2のポイントと同一である。

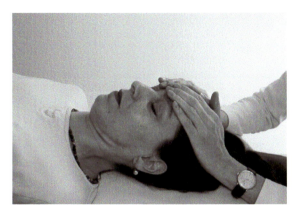

▶図13.7　眼筋反射点。

13.4.1 症状

反射点は特に眼筋の協調に作用する。もし頚筋の固有受容器の障害や内耳を通してすでにバランスが機能的に負荷を受けている場合、追加的な眼筋の協調障害にすぐに気づくだろう。症状としては、例えば映画館でジェットコースターのシーンを観ているときにめまいや吐き気を感じる、乗り物酔いの傾向、視覚負荷における疼痛、運動協調の障害、前額部頭痛や片頭痛に似た片側頭痛が挙げられる。

そのため、眼筋の固定箇所と関係する顔面頭蓋骨におけるすべての負荷は意義がある。

- **治療**
  - 解放のためには患者の快適に感じる方向に向かって、表皮・皮下組織とリンパの腫れを注意深くモビリゼーションする。このポジションを1から3呼吸分キープする。
  - 前頭骨と鼻骨の間、上顎骨と頬骨の間の縫合線を押すことによって解放させる治療も補完的に効果をもたらし、同様に眼と上肢のための神経リンパ反射点を治療することも推奨される。

13.5 頚部立ち直り反射

頚部立ち直り反射（▶図13.8）も二次的ゾーンを扱うことなく容易に刺激できる。外耳道骨部の厳密に外側・下方から最大C3の横突起まで触診できるゾーンである。

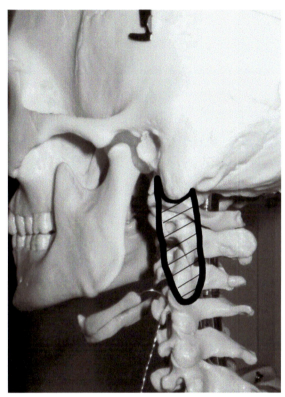

▶図13.8　頚部立ち直り反射のための反射点。

この腫れは環椎後頭関節と環軸関節の負荷を示す。このゾーンの位置は、下顎(C3)、上顎(C2)、副鼻腔(C1)、そしてそれらの上方の前頭洞のためのアドラー・ランガー反射点（▶図13.9）と同一である。

アドラー・ランガー反射点へのつながりは、歯の咬合の意義とそれを通して生じる顔面頭蓋骨の緊張が頚筋協調に与える影響を示すものである。12.3.17の項で、斜角筋と頚椎回旋に対する副鼻腔反射点の重要性についてすでに詳細に述べた。

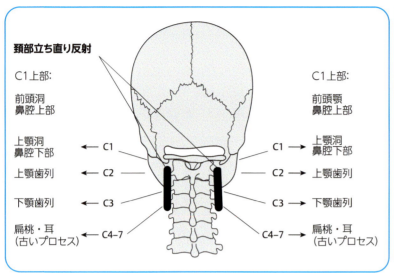

▶図13.9 アドラー・ランガー反射点とベッケによる頚部立ち直り反射ゾーン：片頭痛におけるニューラル・セラピー。

13.5.1 症状

上部頚椎において回旋、伸展、屈曲の制限、顔面頭蓋骨における慢性的な負荷、下顎と下顎部位における神経痛、脊柱起立筋両側または仙棘筋群両側における緊張の差、片脚立位における障害、過度な咬合による筋協調の悪化、書字運動における一部機能障害、注意欠陥・多動性障害（ADHD）の協調障害と症状。

✚ 治療
頭部を反射点に向かって側屈、場合によっては軽く回旋させて解放し、さらに頭頂部から頚椎に向かって優しく押す。

13.6 骨盤立ち直り反射点

ウォルター（文献[70]）によると、腹側の反射点は恥骨下枝の下縁（閉鎖孔の内側縁）にある恥骨結合から、患者の2分の1横指外側に位置する。長内転筋の起始を目安とすることができる。反射点は筋の起始のほぼ外側に位置している。我々の経験から、生殖腺反射点と前立腺・子宮反射点も同様の効果をもたらすことが分かった（第7章）。

背側の反射点は、仙尾関節下外縁で触診でき、そこには仙結節靱帯が起始する。

目安として、正中仙骨稜に沿って下方へ、ペアの仙骨角が現れるまで触診することができる。尾骨への移行部における外側、いくらか下方に背側の反射点が位置する。

✚ 治療
腹側
- 快適に感じる方向へ反射点をモビリゼーションする。
- 生殖腺の反射点のやり方と同様に反射点を解放する。

背側
反射点に向かって殿筋をモビリゼーションして解放させる、または反射点が弛緩し痛みが和らぐのであれば、患者が快適に感じる方向へ反射点をずらす。

第3部
グッドハート反射点による筋治療

14　グッドハート反射点による
　　筋治療 110

14 グッドハート反射点による筋治療

14.1 概要

最初のチャップマン反射点ですでに運動器官の治療を示すゾーンについて言及した。上肢神経痛の反射点、硬直した頸部、坐骨神経痛である。神経リンパ反射点の治療の重点が内臓の治療にあることは変わらない。

グッドハートが取り入れた神経リンパ反射点の筋への関係性の解釈によって、診断と治療の可能性が大きく拡大した。第5章では、筋のためのすべての反射点の一覧を参照することができる。この章では、運動器官の治療のためのコンセプトについて、その意義と可能性をより深く紹介したい。その中では、我々の診療所で効果を実証した、いくつかの治療ゾーンの例と治療の関連性を取り上げる。

14.2 頸椎

頸椎の運動制限に関連する三つの神経リンパ反射点の効果は常に驚くべきものである。治療を通して、多くの患者において回旋、伸展、屈曲運動可動性が改善している。そこでは副鼻腔、鼻、咽頭の反射点が重要である。

肩甲帯に作用するすべてのゾーンは追加的に頸椎の可動性にも影響を与える。頸部・肩部位における反射点を取り上げる。

14.2.1 第1グループ：頸部屈筋・回旋筋・伸筋（斜角筋、胸鎖乳突筋、頭長筋）、チャップマンによる副鼻腔ゾーン

腹側

第1肋間隙における鎖骨の中央、下方、第2肋骨の上縁または肋骨上（▶図14.1）。

背側

C2の椎弓上、横突起先端と棘突起の間中央、そしてC3-C7のすべての横突起背側（▶図14.11）。

前述の筋のほかに、C2上の反射点は上腕二頭筋の

ゾーンとしても有効である。

平衡筋症状

陽性の神経リンパ反射点が存在する頸椎の外側への回旋制限における症状。背側の頸筋深部の代償による硬直、脊椎遮断の意味における髄節の可動性の減少、頭部の屈筋・伸筋運動の制限および肩・上肢ゾーンにおける疼痛の拡散。

この反射点は神経リンパ反射点全体においても最も効果的な反射点に属する。我々は冗談めかして「黄金の卵」と名付けている。なぜならこの治療形態の効果を理解する素晴らしい反射点であるからだ。この反射点を治療するだけで、頸椎の回旋可動性、または頭部でうなずく、頭部を後方に動かして上を見上げる動きに制限のある患者の75％以上に改善が認められた。

我々は48人のセミナー参加者（平均年齢46歳）を対象に研究を行った。彼らは当初、頸椎の不調を訴えてはいなかった。そして両側で副鼻腔反射点の治療を行うと、平均して回旋の自由が55.5°から67.5°に増加した。よりはっきりしたのは、5段階（1＝悪い、5＝非常に良い）に分けられた所見のビジュアル・アナログスケールにおいて、平均して2.58から4.31に改善したことである。68人を対象とした研究では、1人の被検査者を除いて全員に可動性の改善が認められた。

14.2.2 第2グループ：頸部屈筋・回旋筋・伸筋（斜角筋、胸鎖乳突筋、頭長筋）、チャップマンによる咽頭ゾーン

腹側

副鼻腔と鼻の反射点の間、鎖骨下部。

背側

C2の横突起上。

14.2.3 第3グループ：頚部屈筋・回旋筋・伸筋（斜角筋、胸鎖乳突筋、鎖骨下筋、加えて胸骨舌骨筋）、チャップマンによる鼻ゾーン

腹側
第1肋骨上の胸鎖関節の角（▶図14.1）。

背側
C3の横突起上。ただし、その他の頚部ゾーンの横突起すべてを含めることができる。

解釈
頚部回旋筋・副鼻腔のための反射点は、咽頭と鼻のための近隣のゾーンと同様、斜角筋の筋膜下方へ伸びるゾーンに位置している。斜角筋における拘縮は、第1肋骨と第2肋骨の骨膜、肋間隙、そしてC2-C7の横突起腹側のもう一方の終末ポイントに伝わる。筋のトーンが下方へ広がるのと同様、この筋における緊張の高まりは、頭長筋の起始が位置するC6-C3の横突起の同じ場所を通して上方へ、後頭骨底部に伝えられる。そして頭部の伸展が妨げられる。

斜角筋の拘縮は頚椎の同側の回旋を阻害する。右の筋緊張では右への回旋が制限される。背側のC1-C7の横突起を通して筋膜の硬直した張力が短回旋筋と長回旋筋へ伝えられ、反射的に回旋をさらに制限する。

この筋筋膜連鎖を通して回旋筋・副鼻腔、咽頭、鼻、頚部の背側反射点の位置が説明可能である。

咽頭のための反射点は、頚椎の回旋やその他の運動制限においてほかの二つの反射点ほど活発ではない。ただし、検査においてこの反射点をないがしろにしてはならない。

前述のコンテクストでより重要なのは、胸鎖乳突筋と密接につながる鼻のゾーンである。中斜角筋と前斜角筋から第1肋骨への力の伝達を考える必要がある。同時に鼻の反射点は、ここで中央に起始する鎖骨下筋のためのグッドハート反射点である。鎖骨下筋は鎖骨を前方へ引くことで胸骨結合の負荷姿勢が顕著になることに関与する。

胸鎖乳突筋と胸骨舌骨筋は頭部を傾けることに関わる。胸鎖乳突筋は加えて強い回旋筋で、頭部の位置に応じて強い伸筋にもなる。

14.2.4 頚椎の回旋検査と治療

両側比較における頚椎回旋の受動的検査は、座位または臥位において、髄節を区別することなく行う。それは純粋な回旋検査として、側屈や伸展は行わず、方向を変えるときに手を変えて、ゆっくり注意深く、両側へ行う（▶図14.2）。変化する運動の推移や抵抗、逸脱運動に注意する。検査は最初にブレーキがかかるところまで行い、最後まで無理して動かさない。

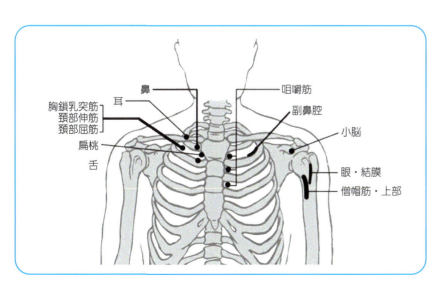

▶図14.1　頚筋のための神経リンパ反射ゾーン。

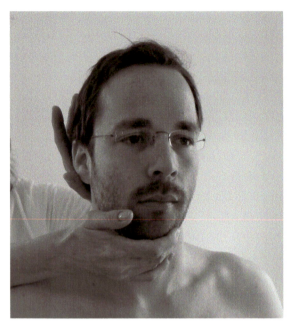

▶図14.2 頚椎の右側への回旋検査。

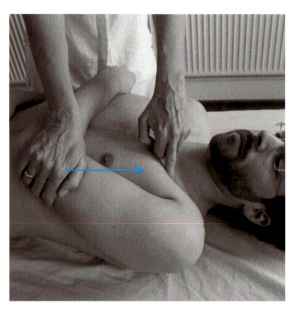

▶図14.4 副鼻腔・頚筋深部の反射点の解放。

頚椎の回旋制限・副鼻腔炎の反射点を、痛みを生じさせずに治療するために、反射点に「ネスト」を形成する。患者は背臥位になり、セラピストは所見側と反対側に立ち、活発なゾーンを触診する（▶図14.3）。

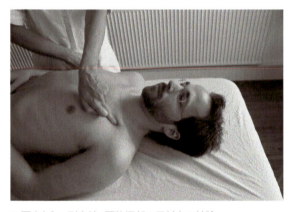

▶図14.3 副鼻腔・頚筋深部の反射点の触診。

もう片方の手で、患者の上肢の肘を曲げ上半身に沿わせ、セラピストの手指の下のゾーンが柔らかく感じられるまで上肢を通して軟部組織を反射点に向かってずらす（▶図14.4）。そこで数呼吸の間、反射点の状態を柔らかくキープする。非常に痛みが生じている反射点において、セラピストは反射点上で溶かしこむようにのみ手指を動かす。

症例

この反射点の治療に関して講演を行った後、36歳の聴講者が、斜角筋のための神経リンパ反射点の検査と、場合によっては治療してほしいと依頼してきた。彼女は数年前から頚椎のひどい回旋制限に苦しんでいた。両側の反射点を治療した後は、頚椎の可動性は回旋の観点からも全く問題のないものになった。3カ月後、彼女はセミナーの参加者として再び現れた。彼女の頚椎は問題のないままだった。そして、数年前にプールの事故でC3とC4を骨折したと説明した。手術で該当する脊椎と近隣の脊椎が固定された。最終的な回旋制限は手術によって生じたと言える。神経リンパ反射点の治療を通して、頭部関節と頚椎下部において残っていた可動性が完全に復活した。そうして頚椎中部における運動制限は機能的に完全に代償された。

この症例は、解剖学的・神経学的理由から機能的な療法では取り組みにくいと思われるケースにおいても、少なくとも神経リンパ反射点による治療を試みる価値が存在することを示す。

14.2.5 硬直した頚部

腹側

上腕骨頭遠位の上腕内側、大胸筋付着部のやや上方、僧帽筋ゾーンの上部（▶図14.10）。

背側

第3-7頚椎の椎弓と横突起上。

症状

斜頚、硬直した頚部、頚部から生じるめまいと頭痛。

筋の関係性

背側： この場所に起始するすべての筋、特に短回旋筋と長回旋筋。

腹側反射点： 広背筋の起始部位に位置する。僧帽筋下部はそこで拮抗筋として肩甲骨の下方と上方への運動に関与する。

✚ 治療

腹側

- 肩甲帯のさらに下部のゾーンにある僧帽筋反射点に類似する、または11.2.1の項にある同じ場所にある眼の反射点に類似する。
- ▶図15.12

背側

- 頚椎の横突起の背側で痛む腫れを触診する。3ステップにわたる頚椎中部のためのオーソ・バイオノミーのテクニックを用いて弛緩させる。
  1. 反射点周辺において頚椎を側屈させることで反射点を解放させる。
  2. さらに弛緩させるために、頚椎を反射点に向かって回旋させる。
  3. 頭頂部を脊柱に向かって柔らかく押して、椎体が支えられていると感じられるようにする。
- ▶図14.5、▶図15.48

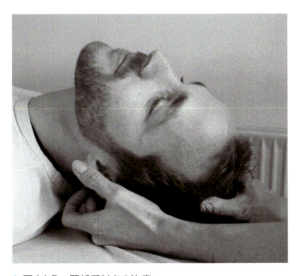

▶**図14.5** 頚部反射点の治療。

14.3 肩甲帯

肩甲帯における不調の最も多い原因は、治療の基礎でも紹介した胸骨結合の負荷姿勢にある（文献[74]）。小胸筋、前鋸筋、鎖骨下筋の短縮は肩甲骨と鎖骨を前面・下方に引く。小胸筋は上肢の内転と内旋を通してその姿勢を強化する。それを通して伸長した頚筋と肩の筋における代償的な筋の過緊張をもたらし、同時に上肢筋における機能的・反射的障害も生じさせる。肩・上肢部位における偽性根性誤感覚の広がりは、可動性制限と緊張疼痛と同様の結果である。僧帽筋による棘突起への動きは、局所的な背筋深部を通して該当する頚椎と胸椎の髄節における代償的な遮断をまねく。大胸筋は肩甲帯における対抗する緊張を強める。

胸骨結合の負荷姿勢は、治療台の上の患者の典型的な姿勢で目立つのが分かる。肩は明らかに前方に位置し、肘を曲げて手関節は動物の脚のようなポジションで浮き、手は下方に垂れ下がる。膝も接地していないことが多く、骨盤は後傾して頚椎は伸展位となる（▶図14.6）。

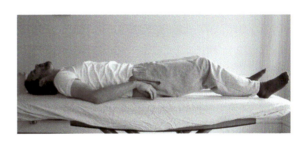

▶**図14.6** 胸骨負荷姿勢の典型的な写真。

斜角筋部位における緊張は肩の前面へ投射性疼痛を生じさせる。

次の反射点は、肩・上肢症候群における不調のために有効で、特に胸骨結合の負荷が存在する場合に適している。

14.3.1 棘上筋と小胸筋の追加反射点

腹側

烏口突起の先端でいくらか下方。小脳の反射点に相応する。

背側

第1頚椎の正中線と横突起の間の正中面、後頭部のやや下方。大後頭神経の出口ゾーンでもある。

筋の関係性

腹側と背側：棘上筋。

腹側、追加的：小胸筋、烏口腕筋。

背側：僧帽筋（上部）と頚筋深部。

14.3.2 オーウェンスによる症状

頚部硬直、腫れの感覚、一部機能や集中力に関する阻害（特に小児におけるADHD＝注意欠陥・多動性障害）、昏もう、ゆらゆらとするめまい、頭部の圧迫、後頭部痛、片頭痛、歩行の不安定性、乗り物酔い。これらの症状の多くは平衡運動における過負荷によって説明ができる。関係性は第11章にて詳細に述べた。

棘上筋腱炎の解釈

自身の経験から、この反射点における棘上筋の関係はどちらかというと非直接的な関係であると言える。先端に小脳の反射点が位置する烏口突起には、小胸筋と烏口腕筋が起始する。小胸筋と大胸筋の拘縮は、胸骨結合の負荷において規則的に上腕の内旋を導く。これは上腕骨頭の縁につながる棘上筋腱の生体力学的に難しいポジションをまねく。なぜなら付着部ゾーンの間の筋と腱がまっすぐ伸びていないからである。上腕の外転は、棘上筋によるさらに大きな力の投入を必要とする。同時に腱は、肩峰下、そして肩峰下滑液包上において最適な作用軸上に位置していない。負傷、過負荷、炎症反応（滑液包炎、肩峰下腱鞘炎）のリスクが上昇する。

治療

- セラピストは烏口突起を優しく触診する。
- セラピストは同時に患者の肘を屈曲させて垂直に持ち上げ、反射点が弛緩し始めるのを感じる。
- そして肘を通して治療台の方向に優しく押し、キープする。
- ▶図14.7

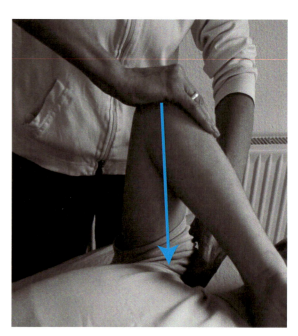

▶図14.7　棘上筋反射点の治療。

14.3.3 小胸筋

腹側

小胸筋のための腹側のグッドハート反射点は、肋骨弓の軟骨部上右側で変わりやすい、剣状突起の中央から2-3横指外側で上腹部の角。

背側

Th11とTh12の棘突起外側の僧帽筋下方起始、そして菱形筋の起始を背側ゾーンとして活用できる。

治療

腹側

- 肋骨弓を胸骨の方向、反射点の方向へ押す。
- 組織に深く接触して快適な方向へモビリゼーションする。
- 肋骨弓を通して反射点の方向へ動かす。
- ▶図15.19

背側

- 反対側の骨盤を反射点の方向に持ち上げる。

解釈

小胸筋のゾーンは自身の筋の筋膜延長線上、腹側に位置している。それは、マイヤースによる胸筋と腹筋につながる腹側中央の筋群に位置する。そのため、白線の縫合不全、腹直筋の運動アンバランス、腹筋を活発化させることが困難な場合にはこのゾーンを考慮しなければならない。

14.3.4 鎖骨下筋

腹側

第1肋骨面、第1肋骨と胸骨の間の軟骨結合部上。

背側

第1胸椎の横突起上。

症状

この筋は鎖骨を前下方へ固定する。それを通して、腕神経叢またはリンパ管の鎖骨下代償を生じさせる。その他は第3グループ・回旋筋ゾーンを参照のこと。

治療

- 14.2.3の項を参照。
- 回旋筋ゾーン、または8.3.1の項の鼻の反射点を参照。
- ▶図15.4、▶図15.51、▶図15.56

14.3.5 僧帽筋下部－大胸筋のための二次的反射点

腹側

上腕屈側と伸側、大胸筋腱の停止の3分の2下部。

背側

後頭部、僧帽筋の起始下方。

症状（ウォルターと著者の経験によるもの）

肩・頚部エリアの疼痛をともなう僧帽筋下部の硬直のほかに、緊張性頭痛、歩行不安定性、軽い吐き気、頚椎の可動性減少を観察することができる。ウォルターによると僧帽筋の反射点は同時に回盲弁のためのゾーンでもある。

> **注意**
> 非常に活発な僧帽筋反射点は回盲弁症候群の徴候かもしれない。この場合、腰椎のカイロセラピーは禁忌である。

内臓と筋構造の特別な関連性のために、次の症状が認められる場合にゾーンを検査し治療する必要がある。

- Th12刺激
- 胸椎の不調
- 大腰筋拘縮とそれにともなう他の症状すべて
- 右鼠径部の疼痛と右下肢の弱まり
- 腰部椎間板ヘルニアを含む坐骨神経痛
- 肩における偽性神経痛
- 頚部硬直
- 線維筋痛症および似たような症状
- 手根管症候群のような末梢神経刺激
- 胸郭疼痛
- 緊張性頭痛と片頭痛のような頭痛

治療

腹側

- セラピストは上腕骨頭の大胸筋停止外側の痛むゾーンを触診する。そして患者の屈曲した上肢が天井の方向を向くまで持ち上げる。上肢の内旋と内転を通してゾーンは柔らかくなり疼痛も和らぐ。
- ▶図15.12

背側

- 治療台上、または治療台から頭部をぶらさげた状態で反射点は頭部の伸展を通して、場合によっては反射点に向かって回旋させることによって解放される。
- ▶図14.8、▶図14.9

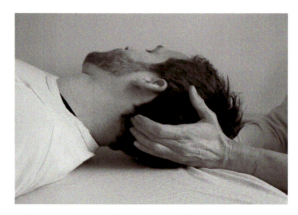

▶図 14.8　僧帽筋の背側反射点の触診。

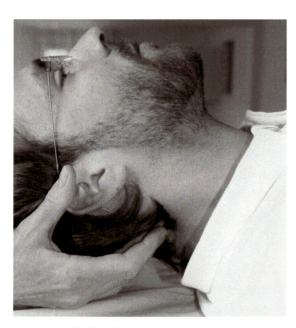

▶図 14.9　僧帽筋の背側反射点の治療。

14.3.6　前鋸筋

腹側
胸骨横の第 3-5 肋間隙。

背側
Th3/4、Th4/5、Th5/6 の椎間関節。

症状
肩甲帯における疼痛、上肢の外転・挙上の制限。

✚ 治療
腹側
セラピストは患者の反対側のゾーン側に立つ。複数の手指でゾーンを、またはひとつの痛む反射点をコントロールしながら触診する。
- そして、セラピストは反対側の上肢を反射点に向かって引く。
- または、ゾーンの下方に位置する肋骨を反射点に向かって引く。
- ▶図 15.5、▶図 15.11、▶図 15.51、▶図 15.56

背側
- 痛む反射点に向かって反対側の肩を持ち上げる。

14.3.7　大胸筋

腹側
胸肋部：第 5 肋間隙の乳頭線を横切る長いゾーン。女性はブラジャーのワイヤーの下にこのゾーンを見つけることができる。
鎖骨部：第 6 肋間隙、胸骨傍の長いゾーン。

背側
Th5/6 と Th6/7 の椎間関節。

症状
肩甲帯における疼痛、上肢の外転・挙上の制限、肩峰下滑液包炎、テニス肘、腱鞘炎。

✚ 治療
腹側
セラピストは患者の反対側の反射点側に立ち、反射点の触診をコントロールしながら、
- 反射点に向かって反対側の上肢を引く。
- または、反射点の下方に位置する肋骨を反射点に向かって引く。
- ▶図 15.5、▶図 15.11、▶図 15.51、▶図 15.56

背側
背側ゾーンの治療のために、セラピストは触診する手指の下の組織が弛緩するまで、反対側の肩を反射点に向かって可能な範囲で持ち上げる。

14.4 上肢

14.4.1 上肢ゾーン、チャップマンによる上肢神経炎

腹側

鎖骨の外側3分の1、烏口突起周辺、第3から第5肋骨上の脇のしわで形成される三角形の軟部組織、そしてこの部位の肋骨の骨膜（▶図14.10）。

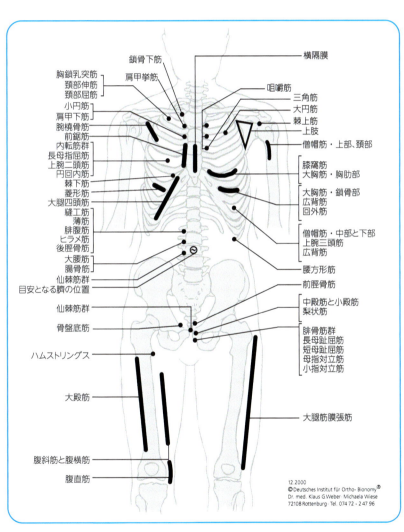

▶図14.10
運動器官のための腹側反射点。

背側

肩甲骨上角と、肩甲骨の中央、第1から第3肋骨上の腫れ（▶図14.11）。

症状

上肢神経痛（14.4.2の項）に類似する。

14 グッドハート反射点による筋治療

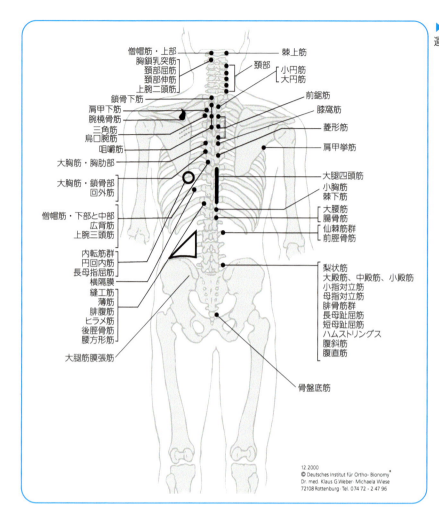

▶図14.11
運動器官のための背側反射点。

治療

腹側

- 胸郭を通して上肢を対角線上に引くことで解放させ、最大圧迫反射点を優しくマッサージする。
- 両手の母指と示指で関節下の上肢を直接把持する。指の腹で疼痛のある反射点を触診する。上腕の内旋と胸郭に近づけることによって解放させる。
- ▶図15.4、▶図15.12

背側

- 肋骨反射点の方向に反対側の肩を持ち上げる。
- 肩甲骨をリラックスする方向へモビリゼーションし、胸郭へ優しく押すことを通して肩甲骨の反射点を解放させる。
- ▶図15.51、▶図15.57

14.4.2 上肢神経痛

腹側

第3肋間隙と第4肋間隙、胸骨から2-3横指外側。著者の経験から、第3肋間隙の正中線における胸骨と乳頭の間、そして第4肋骨上、乳房の上内側四分円の中央あたりにも存在する。

背側

Th3/4の椎間関節。

症状

肩から指先までのひどい疼痛、複合性局所疼痛症候群に類似する一部偽根性痛と皮膚の栄養障害。五十肩、乳房痛、乳腺炎に似たような症状。

解釈

　上肢神経炎のゾーン（チャップマン）と内転筋のゾーン（グッドハート）の位置にほとんど違いはない。両者とも同じ作用メカニズムを示す。基本的に根性症状において、神経根圧迫の意味における本来の神経炎症が問題になっているのではない。それよりも、おそらく小胸筋も関与している長期間にわたる胸骨結合のポジションの負荷が、トリガー症候群の意味における筋機能連鎖による過負荷反応を引き起こしている。第一に、棘下筋が偽根性のトリガー症候群を引き起こし、それは神経根圧迫と区別をすることが非常に困難である。第二として大円筋と小円筋を原因として挙げることができる。臨床ではオーソ・バイオノミーの肩のポイント5、6、6aを力強く押すことで診断を確かなものにする（▶図14.12）。そこで症状が強まると、トリガー症候群が確実に存在する。

筋の関係性

腹側：棘上筋、大円筋、小円筋、そして直接小胸筋→胸骨結合の負荷。

背側：三角筋。

➕ 治療

腹側

- 反対側の上肢を活発なゾーンの方向に動かす。
- 7.2.4の甲状腺の項を参照。

背側

- 組織が柔らかくなるよう、反射点に向かって反対側の肩を持ち上げる。7.2.4の甲状腺の項を参照。
- ▶図15.5、▶図15.11、▶図15.51、▶図15.56

14.4.3　内転筋ゾーンと内転筋群

腹側

　小円筋の起始部、第3肋骨と第4肋骨の胸骨傍のあたり、乳房の上内側四分円の中央ゾーンで探す（▶図14.13）。

背側

- 肩甲骨の下角（▶図14.14）。
- 反対側もねじりのパターンが生じている可能性があるため同様に触診する。

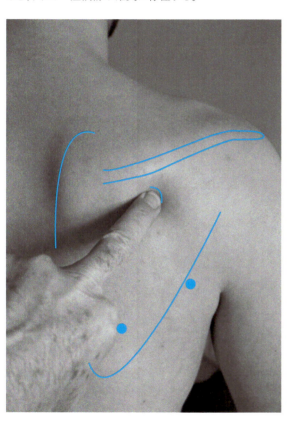

▶図14.12　上肢のトリガー症候群を発生させるポイント。

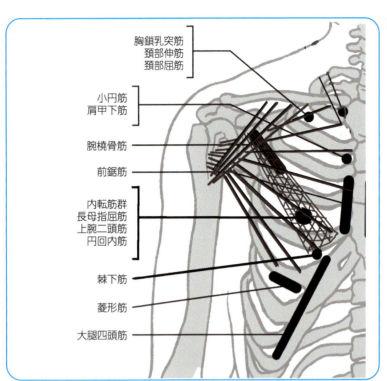

▶図14.13　内転筋ゾーン、腹側。

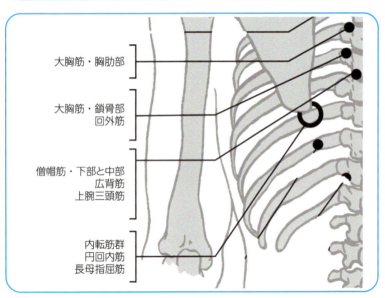

▶図14.14　内転筋ゾーン、背側。

内転筋連鎖の解釈

驚くべき反射点のひとつが内転筋連鎖のためのゾーンである。それは肩のエリアの内転に効果的であるだけではなく、下肢の内転筋緊張と上肢の把持と保持の機能全体にも効果的である。

グッドハートの反射点「内転筋群」には上腕二頭筋、円回内筋、長母指屈筋が属する。反射点は小胸筋と大胸筋のラインに位置する。小胸筋の烏口突起に向かうラインには腕橈骨筋のためのゾーンが存在する。烏口突起には小胸筋のほかに上腕二頭筋短頭と烏口腕筋が起始する。

我々の検査によると、このゾーンは少なくとも回外筋と、母指と小指、そして薬指との対立を実現する手の筋にも影響を与える。

内転筋ゾーンは次に掲載した父親と娘の写真で観察することのできるすべての機能に影響を与えている。父親は上肢を内転し、肘を屈曲し、前腕を回内させ、娘を安全に保つために母指と他の手指で把持する。娘は回内させた手で手すりをしっかりとつかむ。これらの姿勢パターンは日常生活によく生じるものである。

日常における「内転筋連鎖」の利用

▶図14.15と▶図14.16を参照。

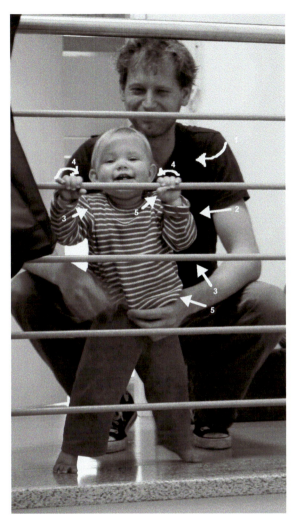

▶図14.15 娘と父親の正常な把持機能における「内転筋連鎖」。1 内旋、2 内転、3 肘の屈曲、4 回内、5 挟む把持・母指屈曲。

内転

上肢の安定した内転のためには、大胸筋のほかに、広背筋、三角筋、大円筋、烏口腕筋、肩甲骨を固定する小胸筋を必要とし、さらに通常は内旋により重要な棘下筋と小円筋を必要とする。内転筋群すべての筋は相互に緊張状況に影響を与え、グッドハート反射点を通して内転筋ゾーンに影響を与えることができる。

肘関節における屈曲と回旋

- 小胸筋の線維上に反射ゾーンと腕橈骨筋の付着部が位置する。
- 小胸筋の付着部には上腕二頭筋もつながり、それは強い屈筋と回外筋として作用する。
- 腕橈骨筋は屈曲をサポートし、半回内に作用する。
- 個々のポジションにおける回外と回内のバランスのために、円回内筋と回外筋も関与する。回外筋は上腕二頭筋のほぼ遠位、橈骨に停止する。
- 両方の筋の筋膜、特に上腕二頭筋腱膜は、手屈筋と手指屈筋の外皮構造につながり、これらの機能をサポートする。

手の部位と母指・小指機能

- 円回内筋遠位に長母指屈筋が生じ、それは深指屈筋と密な隣接関係がある。
- 同様に機能する短母指屈筋は、手関節の掌側の腱板を通して力を働かせるときに、屈筋と小指対立筋と直接結びつく。
- この腱板には橈側手根屈筋と尺側手根屈筋も停止する。
- 腱板上の運動は他の筋を刺激する。一度母指を広げて抵抗物に対して緊張させてみると、不随意に小指の屈筋が刺激されることが分かる。

内転筋連鎖の機能検査

1. 上肢と下肢を外転させ両側比較する。
2. 上肢の屈曲と伸展運動を繰り返す。回旋における逸脱、前腕がぶらぶらする、突然停止することはないか。
3. 肩で上肢を回旋させる受動的検査。
4. 肘における屈曲・伸展、受動的検査。
5. 肘における回内と回外、受動的検査。
6. 手関節における屈曲と伸展、受動的検査。
7. 手関節における回旋、受動的検査。
8. 抵抗物に対する母指と小指の屈曲、伸展、広げる動き。

➕ 治療

腹側

- 陽性のゾーンに向かって反対側の上肢を動かすか、反射点に向かって下方の肋骨を押す。
- 7.2.4の甲状腺の項を参照。

背側

- 組織が柔らかくなるよう反射点に向かって反対側の肩を持ち上げる。7.2.4の甲状腺の項を参照。
- ▶図15.5、▶図15.11、▶図15.51、▶図15.56

14.4.4 三角筋

腹側

胸骨外側の第３肋間隙。

背側

Th3/4 の椎間関節。

✚ 治療

腹側

セラピストは患者の反対側、反射点の側に立つ。反射点の触診をコントロールしながら、
- 所見側の上肢を反射点に向かって引く、または、
- 反射点から下方に位置する肋骨を反射点に向かって引く。
- ▶図 15.5、▶図 15.11、▶図 15.51、▶図 15.56

背側
- 背側ゾーンの治療のために、セラピストの触診する手指の下の組織が弛緩するのを感じられるまで、反対側の肩を反射点に向かって持ち上げる。

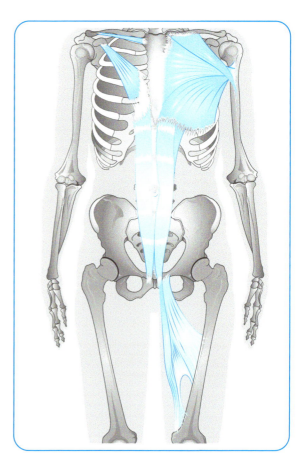

▶図 14.16　内転筋から胸筋への筋筋膜連鎖。

14.5　体幹

14.5.1　腹斜筋と腹横筋

腹側

薄筋の３分の２の近位ライン上。

背側

上後腸骨棘（PSIS）と L5 棘突起の間。

症状

体幹を安定させることが困難、腹圧の減少は背部不調を増加させる、正常にみえる下肢筋における下肢の衰弱、骨盤傾斜における制限と体幹側屈における制限。

解釈

薄筋は恥骨結合の外側縁に起始している。薄筋と内転筋は、筋膜の緊張システムにおいて、腹直筋と腹斜筋および腹横筋のために対抗する筋であり安定させる筋である。正中前面連鎖では、内転筋と薄筋から腹筋を通して胸筋に力の伝達が生じている（▶図 14.16）。

✚ 治療

腹側

所見と反対側の患者の下肢をいくらか外転させる。セラピストは下肢を内転させ、大腿の組織を腹側と背側から反射点に向かって近づけることを通してゾーンを解放させる。

背側
- 患者の膝が垂直に天井を向くように大腿を立てる。触診をコントロールしながら、もう片方の手で患者の膝を優しく治療台の方向へ押す。
- ▶図 15.63

14.5.2 腹直筋

腹側

膝の内側。

背側

上後腸骨棘（PSIS）とL5棘突起の間。

解釈

腹斜筋と同様。

✚ 治療

腹側

- セラピストは患者の膝を自身の膝の上に置く。わずかに外旋させたポジションでゾーンを触診し、軟部組織を腹側と背側から近づけることで解放させる。
- ▶図15.41

背側

- 患者の膝が垂直に天井を向くように大腿を立てる。触診をコントロールしながら、もう片方の手で患者の膝を優しく治療台の方向へ押す。
- ▶図15.63

14.5.3 仙棘筋群

仙棘筋群として脊柱傍の起立筋全体が挙げられる。

腹側

腹直筋の中央から患者の母指の1横指程度、臍の縁から両側に離れた箇所。さらに、恥骨結合の上縁を通って母指の1横指左側と右側までの広い面にもゾーンが存在する。肋骨の角にある腹直筋の上方停止部を治療ゾーンとして組み込むことは論理にかなっていると考えられる。ステファン・アンドレヒトによると、鼻と鎖骨下筋の反射点も仙棘筋群の治療ゾーンに数えられる。

もし腹直筋の触診で所見がはっきりしない場合は、患者に頭部と上半身を軽く持ち上げるよう依頼する。もし緊張下で触診反射点が圧迫に敏感になるようであれば、陽性のゾーンである。非常に痛む場合やくすぐったい緊張認識が臍の周辺全体に存在するのであれば、患者は解放のために下肢を立てる。腹直筋を軽く解放させることを通して特定できない疼痛感覚は減少する。そして様々な触診が容易になる。

背側

L2の肋骨突起の両側に仙棘筋群のための反射点が位置する。この反射点は同時に腸腰筋と腹壁にも作用する。

解釈

腹側の反射点は仙棘筋群を直立において拮抗して対抗する「ストリング」を意味する。**カパンジー**は仙棘筋群の背側反射点のための説明を行った。L3は明確な可動性を有する最後の腰椎である。L4とL5は靭帯と筋膜を通して仙骨と腸骨に結びつき、わずかな弾力性をもつ比較的硬直した機能ユニットを形成する。L3と場合によってはL2への筋の結びつきは仙棘筋群の可動部の下方終末部を意味する。ここには相応する高い受容器の層が存在すると考えられる。またこの高さには、L2とL3の棘突起に起始する胸棘筋がある。この筋の起始と停止の切り替えゾーンはTh11とTh12の高さに存在する。興味深いことに、仙棘筋群の筋の束はTh12に起始していないが、僧帽筋は起始している。仙棘筋群のための二つ目の可能性のあるゾーンとして後頭部外側の正中傍の上方起始部が有効である。

✚ 治療

腹側

- 腹直筋の弛緩のために下肢を立てることは、同時に仙棘群の臍傍ゾーンのための最初の治療ステップを意味する。
- そして触診をコントロールしながら、大腿がおよそ90°屈曲するまで患者の膝を胸郭の方向に導く。正しい屈曲位は触診反射点に最適なリラックスをもたらす。さらにゾーンを弛緩させるために、セラピストは下肢を軽く側屈させ、回旋させる。
- 恥骨結合上方ゾーンの治療のためには、臍外側の反射点と同様のテクニックを用いることができる。
- 治療の他の選択肢として生殖腺の反射点を参考にすることができる。

背側

- L4の棘突起を通る腸骨稜線を目安とすることができる。そこからL2の棘突起をカウントできる。L2の肋骨突起はL1の棘突起の下縁の高さに位置している。セラピストは脊柱起立筋の外側縁から45°中央と腹側へ、膨らんでいるゾーンに到達するまで触診する。
- 痛みに敏感なゾーンを解放するために、触診する手指の下に最適な弛緩が感じられるまで、反対側の股関節をできるだけ持ち上げ、反射点の方向に優しく引く。
- 選択肢として、仙棘筋群のための背側ゾーンを側臥位にて、腰方形筋に類似して治療することができる。

14.6 骨盤と下肢

14.6.1 大殿筋

腹側

外側広筋のライン上。患者のために外側のズボンの縫い目と中央のアイロンの折り目の間のラインと定義している。

背側

上後腸骨棘とL5棘突起の間。

解釈と経験

背側の大殿筋ゾーンは、大腸のための結合組織マッサージゾーンをカバーする。グッドハートによって、上後腸骨棘とL5棘突起の間は大殿筋のためのゾーンだと記された。筋膜メカニズムの観点からは、我々が挙げたゾーンは納得がいくもので、臨床でも実証された。

立位における15°の屈曲角度までは、脊柱は特に脊柱起立筋によって支えられている。そこからは次第に腰部筋膜が支える働きを担う。30°からは、筋膜が背筋よりもより支える機能を担う。大腸疾患による反射阻害が生じている場合は、腰背腱膜はその弾力性の一部を失う。腸骨稜を通して緊張は大殿筋の起始に伝わり、それは反射的にトーンを高めることで反応する。筋膜上で力は腸脛靭帯に伝わり、大腿において腸脛靭帯が中央に位置することからさらに腹側外側広筋に伝わる。このルートが大腸のためのゾーンと大殿筋のためのゾーンの二重の意義を説明する。

症例

椎間板のトラブル

本著のための原稿を完成させる直前に、2人の患者が前述の関連性を実証してくれた。新規の患者は腰椎の髄節のいくつかにわずかな突出部を診断され、その「椎間板のトラブル」で我々の診療所にやってきた。外側広筋両側に広がる疼痛は不定期に生じ、神経系の損傷は生じていなかった。詳しく身体検査を行い、その反射ゾーンと既往歴から、明らかな大腸の負荷が原因であると判明した。腹側の大殿筋ゾーンを治療すると、腰痛と広がる疼痛はすぐに消えた。

大腸の一部切除

別の女性は数年前に大腸の一部を切除しなければならなかった。それ以来、彼女は大腸運動が阻害されて便秘になると、特に左側の大腿外側中央のひどい疼痛に定期的に苦しむ。

治療

腹側

- 下肢を軽く外転・外旋させて、セラピストは母指か中指で痛む反射点をそれぞれ触診する。周辺の組織を腹側と背側から近づけることを通して解放させる。
- ▶図15.24、▶図15.39、▶図15.40

背側

- 上後腸骨棘とL5棘突起の間で触診をコントロールしながら、患者の下肢を立て、セラピストは膝の上から優しく垂直に、治療台の方向に向かって押す（▶図15.63）。
- 患者が快適と感じる方向に、表皮と皮下組織、小さな部位も平たくずらす（▶図17.1）。

14.6.2 大腿筋膜張筋

腹側

腸脛靭帯上、大転子から膝関節のほぼ近位まで。

背側

L2-4の肋骨突起と腸骨稜の間の三角形のゾーン。

解釈

大殿筋ゾーンを参照。

治療

腹側

- 下肢を軽く外転させて、セラピストは母指で痛む反射点をそれぞれ触診する。周辺の組織を腹側と背側から近づけることを通して解放させる。
- ▶図15.39

背側

- 背臥位にて：上後腸骨棘とL5棘突起の間で触診をコントロールしながら、患者の下肢を立て、セラピストは膝の上から優しく垂直に、治療台の方向に向かって押す（▶図15.63）。
- 腹臥位にて：患者が快適と感じる方向に、表皮と皮下組織、小さな部位も平たくずらす（▶図17.1）。

14.6.3 下肢グループ

このゾーンは手と上肢のための内転筋ゾーンと同様、下肢運動のための複合的な意義に類似したものを示す。グッドハートによると、腹側と背側すべての殿筋、梨状筋、ハムストリングス、腓骨筋、そして長母趾屈筋が該当する。腹側と背側の内転筋ゾーンの機能的類似性は、内転筋ゾーンを通して影響される母指対立筋と小指対立筋ゾーンへの関係を示す。

腹側
恥骨結合外側の恥骨上、生殖腺ゾーンと同様。

背側
上後腸骨棘とL5棘突起の間。

メモ
ねじれのパターンの可能性があることから反対側も同様に触診すること。

治療
腹側
- 下肢筋ゾーンを治療するために、恥骨結合への恥骨治療と同様に触診する。恥骨結合の左と右のゾーンを注意深く触診し、最大反射点を解放する。そのために、患者は下肢を立て、セラピストの腹部にもたれかけさせる。セラピストは手指で反対側の恥骨枝にある反射点に接触し、反射点が痛くなくなるまでもう片方の手で骨盤を自身の方向に引く。チャップマン反射点は治療後すぐに消えるわけではなく、器官の自動制御を刺激しなければならない。そのため、患者は後に自分で反射点を触診し治療することができる。セルフケアのために、患者は片面でゾーンを触診し、反対側の下肢が沈んでその運動で反射点が解放するような側臥位となる。患者がゾーンを定期的に自分で治療すると、症状をなくすことができる。
- ▶図10.9、▶図10.10、▶図15.33、▶図15.62

背側（背臥位にて）
- 上後腸骨棘とL5棘突起の間で触診をコントロールしながら、患者の下肢を立て、セラピストは膝の上から優しく垂直に、治療台の方向に向かって押す。
- ▶図15.63

14.6.4 内転筋ゾーン

腹側
第4肋間隙、小胸筋の起始ゾーン。乳房の上内側四分円の中央エリアで探す。

背側
肩甲骨下角。

メモ
ねじれのパターンの可能性があることから反対側も同様に触診すること。

解釈と経験
内転筋ゾーンの作用は筋筋膜の中央前面連鎖の協調を通して説明される。40人の被験者を対象とした研究において、内転筋ゾーンの治療後、同側の下肢の外転角度において明らかな改善が認められた。個々の検査では、反対側の可動性改善の徴候も確認された。

治療
腹側
- 陽性のゾーンに向かって反対側の上肢を動かす。
- 7.2.4の甲状腺の項を参照。

背側
- 触診する手指の下の組織が柔らかくなるまで反対側の肩を反射点に向かって持ち上げる。
- 7.2.4の甲状腺の項を参照。
- ▶図15.5、▶図15.11、▶図15.51、▶図15.56

14.6.5 ヒラメ筋、腓腹筋、アキレス腱炎

腹側

腹側の反射点はここでは二次的な反射点となる。
副腎の反射点に似ている。臍から2横指上方、1.5横指外側の位置にある。

背側

ここでは背側ゾーンが主要な反射点となる。
第11胸椎と第12胸椎の間の小さな椎間関節上、珍しいケースではあるが、Th12とL1の間の下方にある髄節上。

❗ メモ

ねじれのパターンの可能性があることから反対側も同様に触診すること。

ヒラメ筋と腓腹筋のためのゾーンと関連して慢性的なアキレス腱の不調と踵骨棘を取り上げる。
神経リンパ反射点とマルカートによる足部の**反射ゾーン療法**を**組み合わせる**ことは、ここでは素晴らしい成果を挙げることが実証させている。足部の反射ゾーンのマッピング（▶図14.17）は形態類似性から説明できる。足部は座位の人間を表す。負荷を受けているゾーンは、腫脹と該当する箇所の触診の際の局所に限定される疼痛で判明する。脊柱のゾーンは両側のアーチの中央部に配置される。

すべての反射点は、治療反射点周辺の組織を弛緩させ、反射点に「ネストを形成する」ことで、オーソ・バイオノミーの規則に従ってできるだけ疼痛を生じさせずに治療される。

オーソ・バイオノミーの観点からは、慢性的なアキレス腱炎は、腓腹筋の長期的な短縮によって、アキレス腱に過負荷による付着腱炎を生じさせたと考えられる。この筋の短縮は、筋連鎖を通してつながる胸腰移行部（文献[74]）における障害から生じている。さらに、足底腱膜の長期にわたる緊張を引き起こす。これは踵骨棘の形成を刺激し、腱膜停止部によって第1中足趾節関節にも負荷をかける。

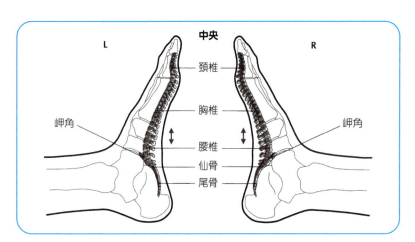

▶図14.17　ハンネ・マルカートによる足部の脊柱反射ゾーン。

14.6 骨盤と下肢

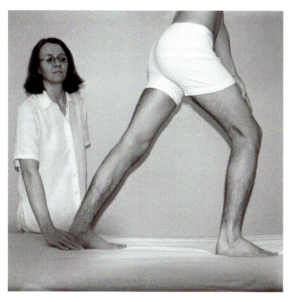

▶図14.18　アキレス腱緊張の検査。

立位における検査

患者は足部を平行にして立つ。セラピストは片方の踵を地面に固定し、患者に前方へ開脚するよう指示する。距腿関節における最大の屈曲角度を確認してから、反対側の検査を行う。そうして距腿関節の関節ブロックを除外する(▶図14.18)。

アキレス腱と周辺組織の注意深い触診および足底の検査が所見を補完する。

14.6.6　治療

治療の順番

ヒラメ筋と腓腹筋のためのチャップマン反射点の解放。

解放

腹側：

- 患者は股関節を90°屈曲させながら膝も屈曲させる。
- セラピストは膝を把持し、腹側の反射点における触診をコントロールしながら、反射点を最適に弛緩させるために胸郭の方向へ動かす。場合によっては、下腿をセラピストの方向に回旋させることで弛緩が改善する。
- ▶図15.28

背側：

- 患者は腹臥位になり、顔面は所見側とは反対側を向く。
- セラピストは所見側に立つ。患者の頭部に近い手で神経リンパ反射点を触診する。
- もう片方の手で反対側の腰を把持し、軽く持ち上げ、触診する手指の下の反射点が最適に弛緩するまで自身の方に導く。
- このポジションを10秒から30秒キープする。患者の呼吸がそれより早く深くなるようであれば、治療を短縮することができる。
- 患者が腰を治療台の方向に引くと、ソフトな等張性の反対緊張が生じ、解放を加速させることができる。
- ▶図15.62

他の神経リンパ反射点を用いた補完テクニック

- 緊張した腹直筋では帯下のゾーンを通して解放させることが推奨される(▶図15.41)。
- 足部筋で全体的に高いトーンが目立つ場合は、子宮・前立腺の主要ゾーンと二次的ゾーンをともに治療することができる。(10.2.1の項；▶図15.33、▶図15.39)。
- Th12のためのジョーンズ反射点の解放とアキレス腱の付着部における局所的治療。
- 第1中足骨や第1楔状骨の関節における足底屈曲、内旋、内転、関節へ押すことで、ハンネ・マルカートによるTh12の足部反射点を解放する。

第4部
図表集

15　神経リンパ反射点の
　　治療のための図表集......................130

15 神経リンパ反射点の治療のための図表集

個々の神経リンパ反射点とゾーンを解放させるための厳密に定められたテクニックは存在しない。ただし、反射点やゾーンにおいて、周辺軟部組織を近づけることを通して緊張を減少させるという原則が常に存在する。そして反射点に「ネスト」を形成する。

! メモ
効果的な治療の基準として、疼痛のある腫れた反射点を最適な形で解放させることが挙げられる。そのために、ネストを形成するように反射点周辺の組織を近づける。最適な解決法が見つかるまで、異なるテクニックをその反射点に対して試みることは有意義である。

似たような写真を多く掲載することを避けるため、治療テクニックの図表集は個々の治療ゾーンの治療原則を掲載した。そのため、臨床で胃のうっ滞と脾臓の反射点は解剖学的に明らかに離れて位置しているが、治療テクニックとしては両ゾーンに大きな違いはない。そのため、まずは場所を特定することに関して一覧表とテキストの説明で目安をつけて、それから必要な解放ポジションに沿って探して見つけることを勧める。

15.1 胸郭上部の前面反射点

▶図15.1、▶図15.2、▶図15.4、▶図15.5、▶図15.9、▶図15.11、▶図15.12を参照。

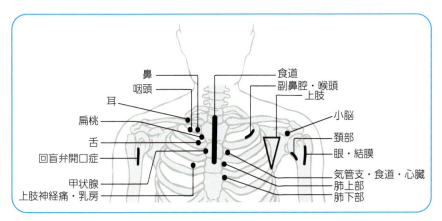

▶図15.1　胸郭上部、前面の一覧表。

15.1 胸郭上部の前面反射点

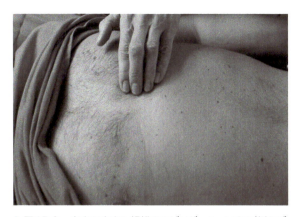

▶図15.2 自由な方向へ組織をモビリゼーションする（例えば耳、食道、幽門のための反射点に適している。この写真では胸骨下方部の幽門の反射点を扱う。）

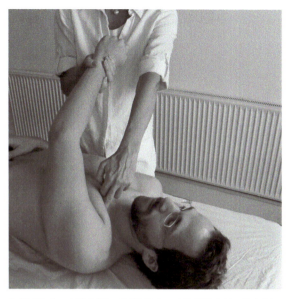

▶図15.4 上肢を通して対角線上に直接解放させる動き（鼻、咽頭、副鼻腔・上顎洞、喉頭、扁桃、舌のための反射点に適している。この写真では上顎洞の反射点を扱う）。

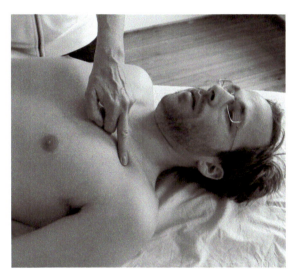

▶図15.3 副鼻腔、頚部の回旋筋のための反射点の触診。

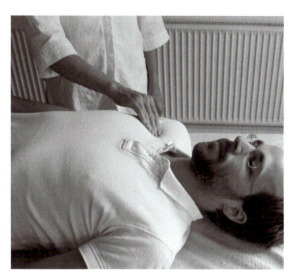

▶図15.5 烏口腕筋、大胸筋・鎖骨部のための反射ゾーンとして、小胸筋の3分の1近位を触診する。

15 神経リンパ反射点の治療のための図表集

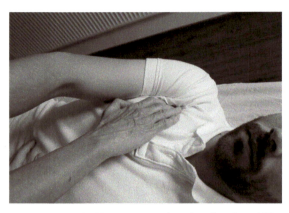

▶**図 15.6** 上肢を線維に沿って下方、平行に動かすことを通して、小胸筋の 3 分の 1 近位のゾーンを解放する。

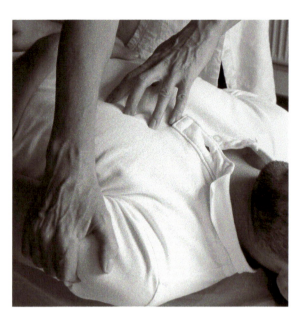

▶**図 15.8** 心臓・気管支、肺、第 1 から第 3 肋間隙においては咀嚼筋、第 3 から第 4 肋間隙においては前鋸筋のための反射ゾーンを解放させる。写真では、前鋸筋のゾーンのために 3 本の手指で触診する様子を観察できる。心臓、気管支、肺のゾーンでは 1 本の手指で接触する。

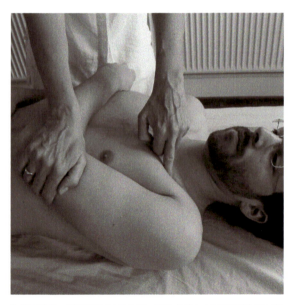

▶**図 15.7** 胸筋を寄せるように屈曲させた上肢を反射点に向かって解放のために動かす（甲状腺、鼻、上顎洞、気管支、心臓、上肢神経痛、肺のための反射点にも適している。この写真では上顎洞の反射点を扱う）。

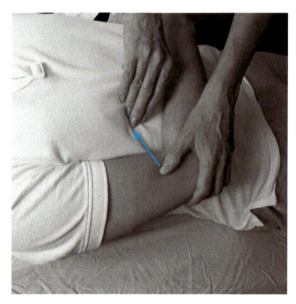

▶**図 15.9** 上腹部器官の胃、肝臓、胆嚢、胸筋の反射点のために、胸郭で解放のために押す（この写真では肝臓・胆管の反射点を扱う）。

15.1 胸郭上部の前面反射点

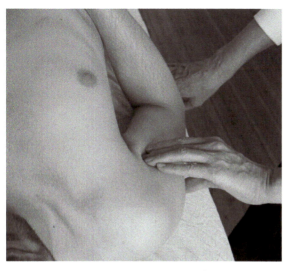

▶図 15.10　上腕に位置する眼・回盲弁のゾーンの触診。

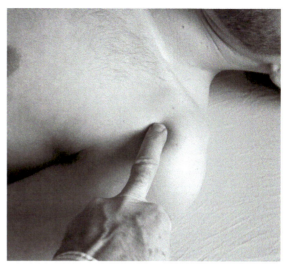

▶図 15.12　小脳、上肢、頚部、眼・回盲弁の反射点のための触診（この写真では烏口突起上の小脳の反射点を扱う）。

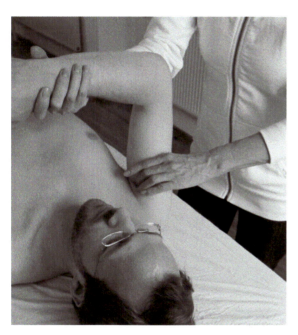

▶図 15.11　内旋・外旋、外転・内転におけるわずかなポジションのバリエーションを通して、眼・回盲弁のゾーンのために上腕を解放させるポジション。

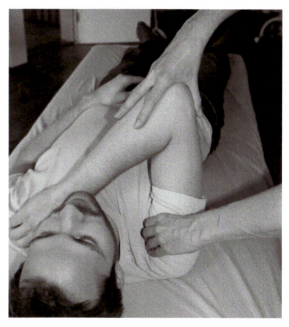

▶図 15.13　上腕を垂直に立て（90°-90°）、治療台に向かって肘を垂直に押す小脳ゾーンの治療。

15.2 胸郭下部の前面反射点

▶図15.14、▶図15.15、▶図15.18、▶図15.19、▶図15.23、▶図15.24を参照。

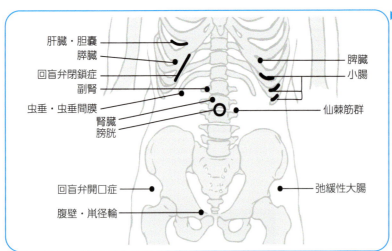

▶図15.14　胸郭下部、前面の一覧表。

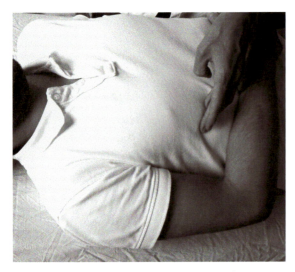

▶図15.15　乳頭線下方の肋間隙における反射ゾーンの触診。

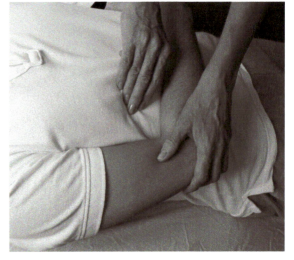

▶図15.16　胃、肝臓、胆管、脾臓、膵臓、小腸のための反射点、大胸筋、僧帽筋のためのゾーンに向かって、屈曲させた上肢を通して解放させる動き（この写真では胆管のゾーンを扱う）。任意で、伸展させた上肢をそれぞれのゾーンの方向に引くことも可能である。

15.2 胸郭下部の前面反射点

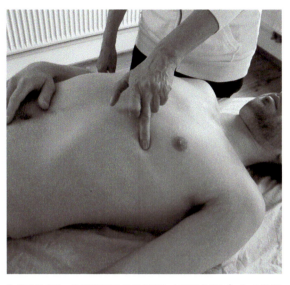

▶図 15.17　乳頭線下方の肋間隙における反射ゾーンの触診（ここでは胃だけではなく肝臓と胆管のゾーンも存在することを考慮すること）。

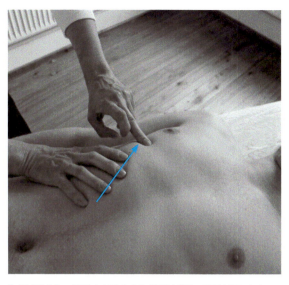

▶図 15.19　解放させるために胸郭を通して反射点に向かって押す（この写真では胆管の反射点を扱う）。

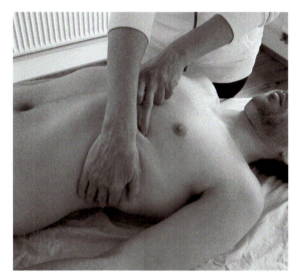

▶図 15.18　胸郭上での直接的な解放の動き（下部の反射点に関しては▶図 15.17 を参照。この写真では胃または肝臓左葉の反射点を扱う。）

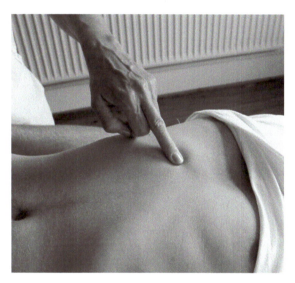

▶図 15.20　肋骨弓における反射点の触診（この写真では小胸筋のゾーンを扱う）。

15 神経リンパ反射点の治療のための図表集

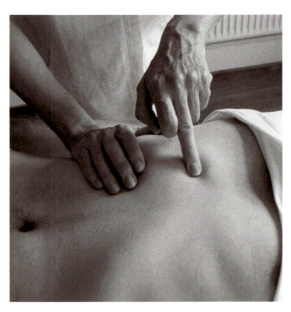

▶図15.21　肋骨弓と肋骨を反射点に向かって押すことを通して反射点を解放させる。

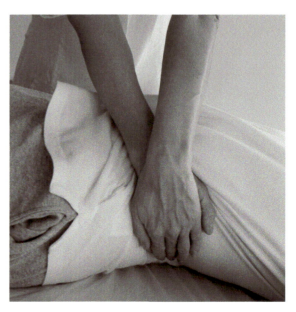

▶図15.23　虫垂の反射点のために、内側に位置する第12肋骨を正中に解放させるために押す（牽引は行わない）。

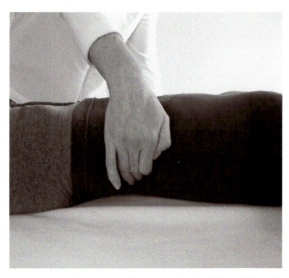

▶図15.22　第12肋骨先端における虫垂反射点の触診。常に前腋窩線上で見つけることができる。

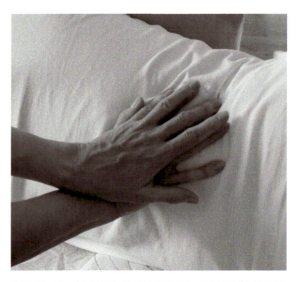

▶図15.24　側臥位で、外側に位置する第12肋骨（虫垂の反射点）を肋骨のラインに沿って脊柱の方向へ解放させるために押す。

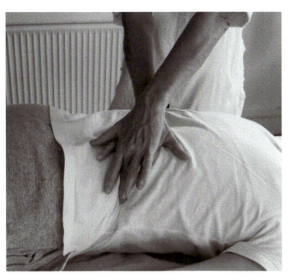

▶図15.25　腹臥位において外側に位置する第12肋骨の解放。

15.3　腹腔反射点

▶図15.26、▶図15.27、▶図15.28を参照。

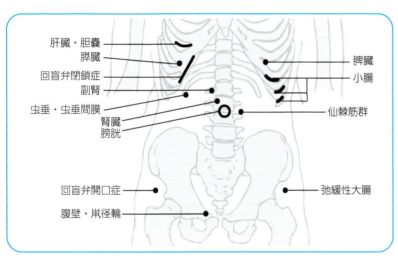

▶図15.26　腹腔反射点の一覧表。

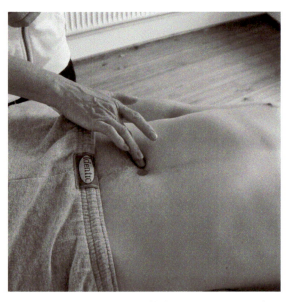

▶**図15.27** 自由な方向または快適な方向に向かってモビリゼーションを行い、臍輪にある膀胱ゾーンを触診して解放させる。

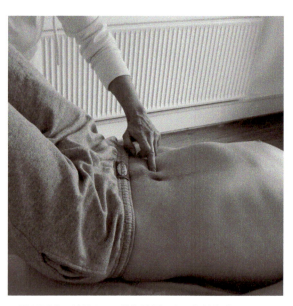

▶**図15.29** 臍傍から1横指外側にある仙棘筋群のためのゾーンの触診。

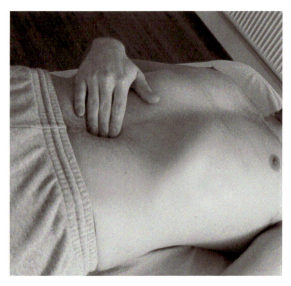

▶**図15.28** 快適な方向にモビリゼーションすることを通して臍の膀胱ゾーンでセルフケアを行う。

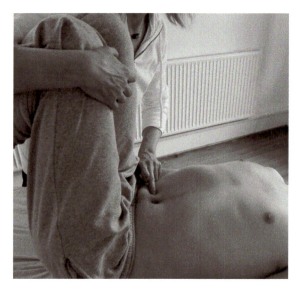

▶**図15.30** 下肢を屈曲させ、反射点の方向へ大腿を側屈・回旋させて弛緩させる(この写真では仙棘筋群のための反射点を解放させる;副腎、腎臓または腸腰筋、そしてTh12グループのための反射点は、2横指上方の位置に存在する)。

15.4 骨盤部位における腹側反射点

▶図15.31、▶図15.33、▶図15.34、▶図15.36を参照。

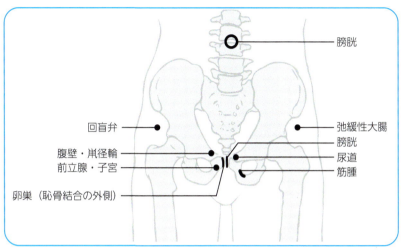

▶図15.31 骨盤腹側の一覧表。

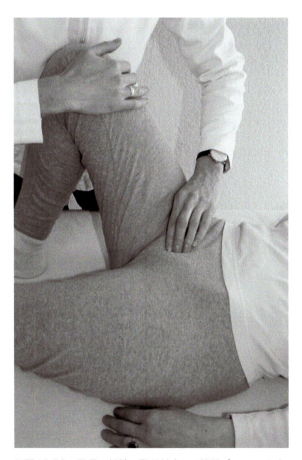

▶図15.32 恥骨の触診。恥骨結合には膀胱ゾーン、そのすぐ隣には生殖腺ゾーン（卵巣・精巣）が位置する。恥骨のその他の反射点は、尿道、腹壁、子宮、前立腺の刺激と筋腫において陽性となる。同時に、ここには下肢筋と骨盤筋のゾーンが存在する；グッドハート反射点を参照のこと。

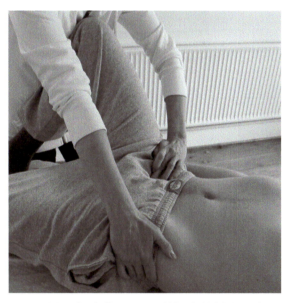

▶図15.33 恥骨部位における反射点の解放（膀胱、尿道、腹壁、子宮・前立腺、筋腫の反射点に適している。この写真では生殖腺ゾーンを扱う）。

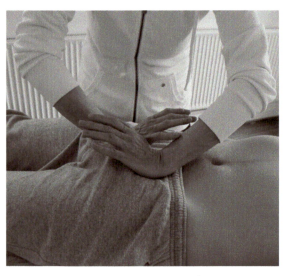

▶図15.34　恥骨枝において構造的負荷が生じている場合に、恥骨で反対方向へ押すテクニック。

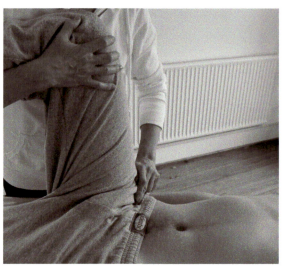

▶図15.36　回盲弁と弛緩性大腸のための反射点の解放。

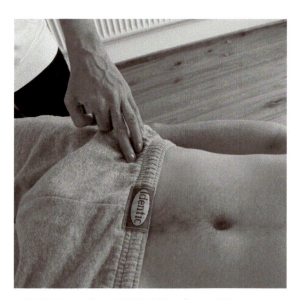

▶図15.35　回盲弁と弛緩性大腸のゾーンの触診。

15.5 大腿ゾーン

▶図 15.37、▶図 15.38、▶図 15.39、▶図 15.40、▶図 15.41、▶図 15.42 を参照。

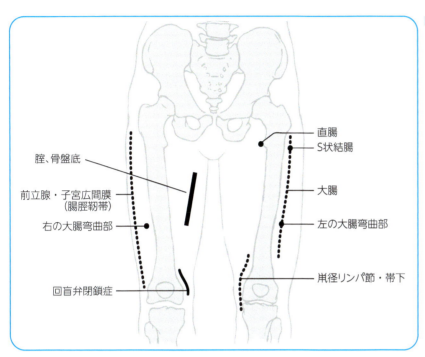

▶図 15.37　大腿腹側の一覧表。

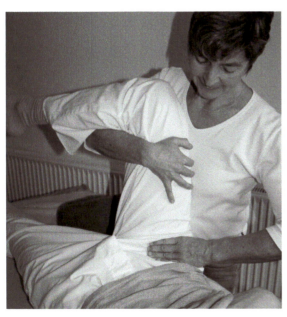

▶図 15.38　小転子における解放（直腸とハムストリングスのためのゾーン）。

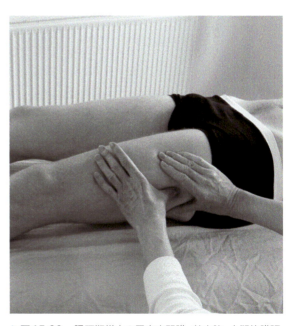

▶図 15.39　腸脛靱帯上の子宮広間膜・前立腺・大腿筋膜張筋のゾーンの解放（挟む把持）。

15 神経リンパ反射点の治療のための図表集

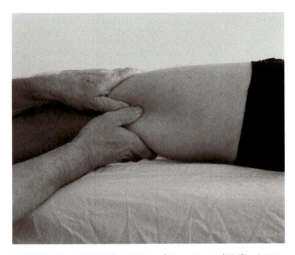

▶図15.40　腸脛靭帯の解放のバリエーション（両手によるテクニック）。

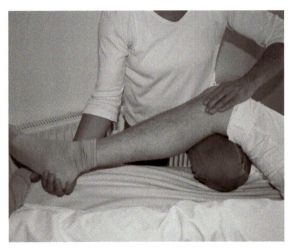

▶図15.42　内転筋起始遠位の解放（鼠径リンパ節、骨盤底、帯下のためのゾーン）。

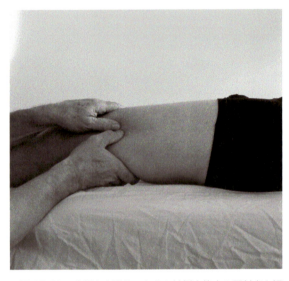

▶図15.41　大腸と大殿筋のための外側広筋上の反射点を解放する。

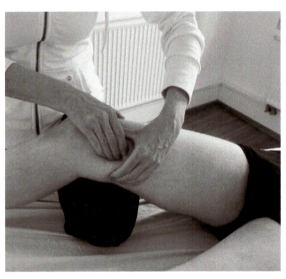

▶図15.43　大腿のリンパの流れと腹筋のため、膝近位にある薄筋のゾーンの解放。薄筋のさらに近位には、骨盤底、腟、腹直筋のゾーンが存在する。

15.6 頚部と背部の背側ゾーン

▶図15.44、▶図15.48、▶図15.49、▶図15.51、▶図15.54、▶図15.56、▶図15.57、▶図15.59、▶図15.60を参照。

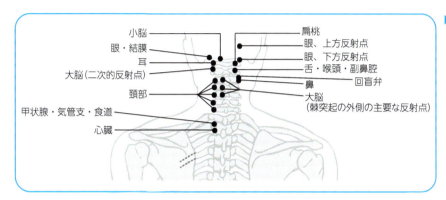

▶図15.44　頚部の一覧表。

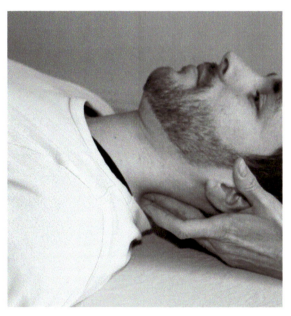

▶図15.45　頚部にある反射点の触診。

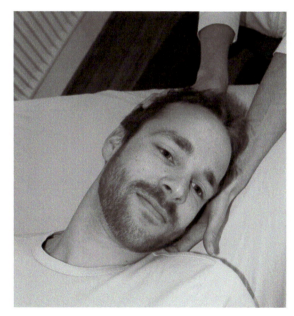

▶図15.46　反射点に向かって側屈と回旋を行い解放させ、頚椎上を通して頭頂部を押す。

15 神経リンパ反射点の治療のための図表集

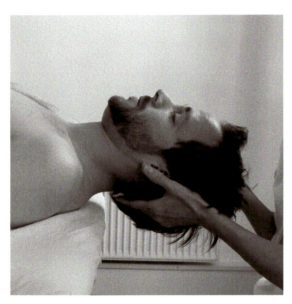

▶図 15.47　頭部をぶらさげた状態における頚部反射点の触診。

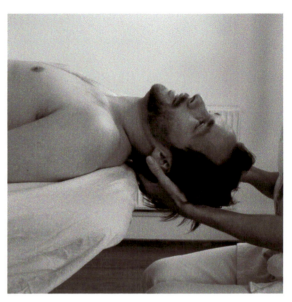

▶図 15.48　頭部をぶらさげた状態における頚部反射点の解放（脳神経、大脳、小脳、頚部、鼻、副鼻腔の反射点に適している）。

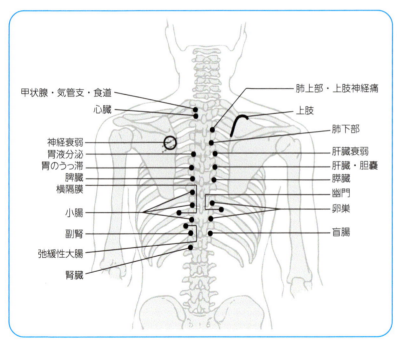

▶図 15.49　胸郭背側の反射点の一覧表。

15.6 頸部と背部の背側ゾーン

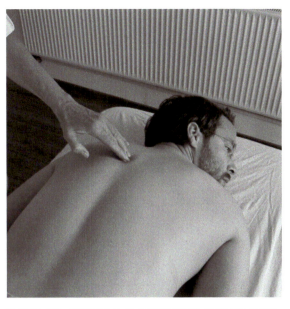

▶図15.50 棘突起のラインの外側で直接、胸椎上部の反射点を触診する。

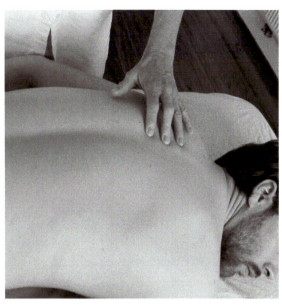

▶図15.52 反射点群の触診を同時に行う。写真では前鋸筋のためのゾーンを扱う。咀嚼筋またはさらに下方に位置する卵巣のゾーンが類似する。

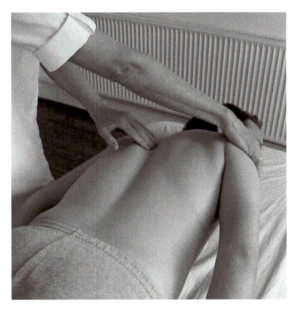

▶図15.51 甲状腺、気管支、心臓、肺、上肢神経痛の反射点のために、胸椎上部の反射点を解放させる。

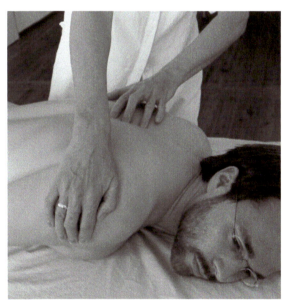

▶図15.53 胸椎にある反射点群の解放。

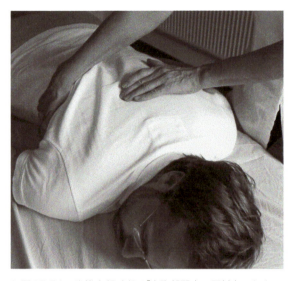

▶図 15.54　胸椎中部、例えば上腹部器官の反射点のための解放。反対側の肋骨を通して全体的に動かす。それぞれの解剖学的な肋骨のラインに注意すること。それに応じてさらに下方を把持しなければならない。

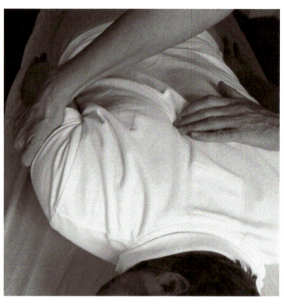

▶図 15.56　肩甲骨棘三角に位置する神経衰弱、肩甲骨上角の内側縁に位置する上肢、腕橈骨筋のゾーンのために、肩を脊柱方向に持ち上げることを通して解放させる。より上方、または下方への動きはそれぞれ順応させなければならない。

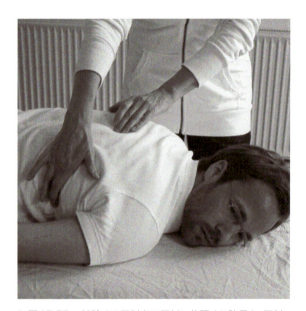

▶図 15.55　触診する反射点の反対に位置する肋骨を、反射点の方向に動かすことを通して反射点を解放させる。この特殊なテクニックで、さらに局所的な解放を得られることがある。

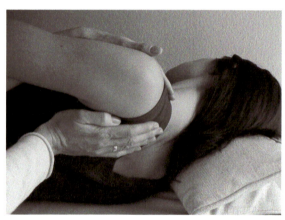

▶図 15.57　側臥位における肩甲骨内側縁に位置する反射点の解放、そして胸椎の外側に位置する反射点にも有効である。

15.6 頚部と背部の背側ゾーン

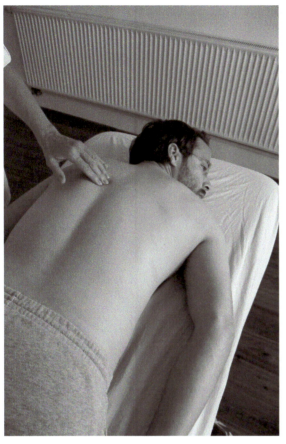

▶図15.58　胸椎中部と上部に位置する反射点の触診。

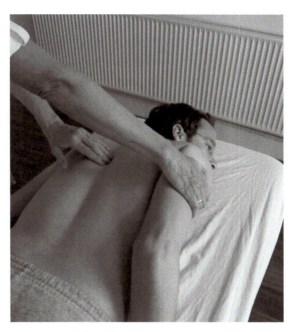

▶図15.59　把持のバリエーションを用いて胸椎中部・上部、または肩甲骨の反射点を解放する。このケースでは、セラピストは、患者の反対側の上腕を把持して、その外側に位置する肩甲骨（神経衰弱のゾーン）の肩を動かす。上腕は患者の体幹に沿わせる。肩を持ち上げる際には同時に肋骨を触診ゾーンの方向に動かす。

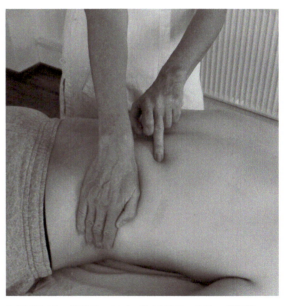

▶図15.60　腹臥位における第10肋骨の解放。横隔膜のゾーンに働きかけ、場合によっては幽門にも影響を与えることができる。横隔膜の反射点両側は、脊柱起立筋の外側で1本の肋骨上に直接存在する唯一の反射点であることを留意すること。

15.7　腰椎と背側の骨盤ゾーン

▶図15.61、▶図15.62、▶図15.63、▶図15.64、▶図15.67、▶図15.68、▶図15.69、▶図15.70を参照。

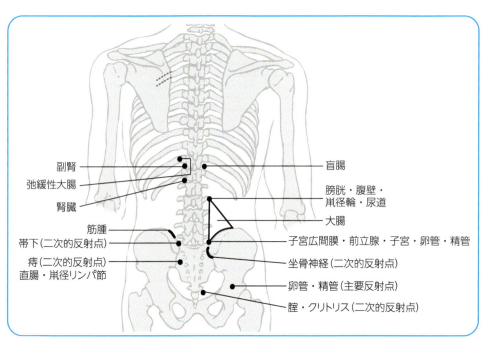

▶図15.61
腰椎と骨盤、背側の一覧表。

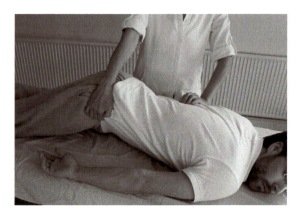

▶図15.62　腎臓、膀胱、腹壁、子宮広間膜、前立腺、付属器、帯下、腎臓、副腎、盲腸などの反射点のために腰椎と胸椎下部の反射点を解放させる。反射点は例外的に、脊柱起立筋と棘突起領域の間、溝深くに位置する。膀胱、尿道、腹壁、仙棘筋群、前脛骨筋のための背側ゾーンはL2の肋骨突起の先端上に位置している。これは、脊柱起立筋の外側縁からおよそ45°正中に向かった深部で触診することができる。

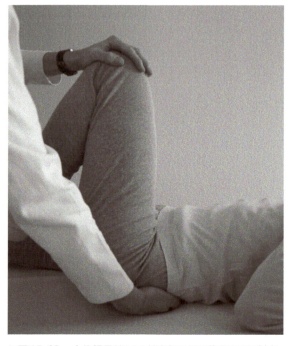

▶図15.63　上後腸骨棘とL5棘突起の間に位置する反射点（子宮広間膜、前立腺、付属器、帯下、下肢筋の反射点）の解放のために、まずは背臥位で触診する。その後、膝から治療台に向かって垂直に優しく押して解放させる。

15.7 腰椎と背側の骨盤ゾーン

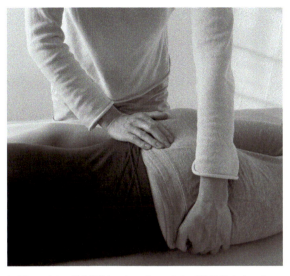

▶図15.64 仙腸関節にあるゾーンまたは腸骨稜中央にあるゾーンの解放のために、腹臥位にて同側の股関節・骨盤半分を反射点に向かって動かす。

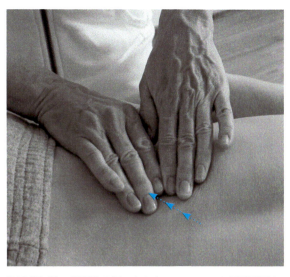

▶図15.66 腸骨稜の縁にあるすべてのエリアは、腰背腱膜をそれぞれのゾーンに向かってモビリゼーションすることによって解放させることができる。

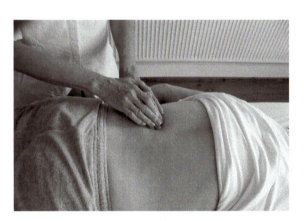

▶図15.65 腸骨稜に位置するゾーンの触診。

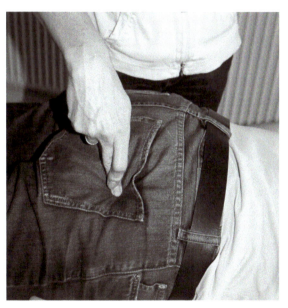

▶図15.67 殿部における疼痛を発するゾーンの触診。

15　神経リンパ反射点の治療のための図表集

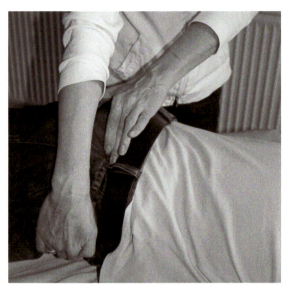

▶図15.68　殿筋に位置するゾーンをそれぞれの反射点に向かって外側からわずかに持ち上げ動かすことを通して解放させる。

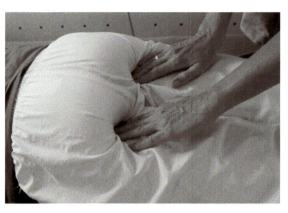

▶図15.70　坐骨結節の下縁にある痔のゾーンの解放。

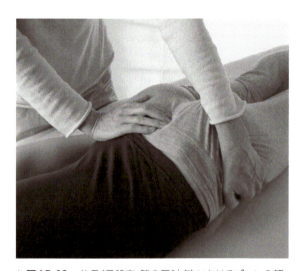

▶図15.69　仙骨（骨盤底、腟の反射点）におけるゾーンの解放。

15.8 大腿後面ゾーン

▶図15.71、▶図15.72を参照。

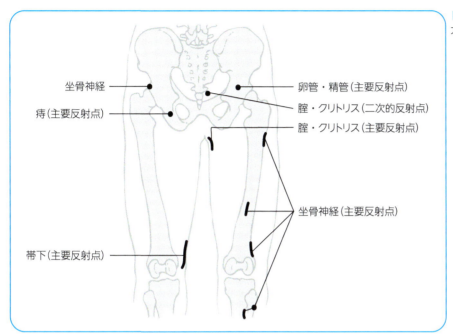

▶図15.71
大腿後面の一覧表。

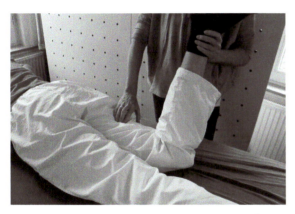

▶図15.72　坐骨神経の不調では、下腿を屈曲させわずかに内旋、または外旋させて後面の大腿ゾーンを解放させる。

第5部
他の療法とのコンビネーション

- **16 神経リンパ療法と
  マニュアル・セラピー** 154
- **17 マッサージ** 155
- **18 足部の反射ゾーン療法** 158
- **19 浄化・変化療法** 160
- **20 反射・浄化テクニックと
  投薬を組み合わせた療法** 161
- **21 ニューラル・セラピー** 166

16　神経リンパ療法とマニュアル・セラピー

　神経リンパ反射点の始まりは、オステオパシーにおけるチャップマンとオーウェンスの研究である。カイロプラクターであるジョージ・グッドハートによって、筋が神経反射ゾーンへ組み込まれ、これらの反射点がカイロプラクターの育成にも取り入れられるようになった。

　マニュアル・セラピーまたはカイロセラピーは、ドイツで第2次世界大戦後に広がった。両者はアメリカのオステオパシーとカイロプラクティックを基盤として発展した。神経リンパ反射点はクラニオセイクラル・セラピーと同様、オステオパシーとオーソ・バイオノミーの教育の基礎であるが、マニュアル・セラピーの教育内容ではない。理論的な手法における実行という視点から、もちろんマニュアル・セラピーのすべての手法への横のつながりは存在する。関節と筋の互いの反射関係および内臓への反射関係は、治療の後に、神経リンパ反射点の所見を変えることがある。それとは反対に、マニュアル・セラピーで生じた所見が、神経リンパ反射点の治療で変わることもある。両メソッドは反射現象において互いを補完している。

- オーソ・バイオノミーとオステオパシーにとって、神経リンパ反射点の内臓への着目は、メソッドの不可欠な要素であり多様に活用される。
- クラニオセイクラル・セラピーにおいて、チャップマン反射点は、クラニオセイクラルシステムの障害に対する併用治療として利用できる。特に、大脳、小脳、脳神経、骨盤中心反射点が取り上げられる。
- グッドハートによる神経リンパ反射点の筋に関する解釈が、どの程度カイロプラクティックに普及しているかははっきりとしていない。
- 応用キネシオロジーでは、神経リンパ反射点はグッドハートによる解釈を取り入れ、特に筋の検査と判断に取り入れられている。
- 脊柱のマニュアル・セラピーは、無意識に、そして最初に意図することもなく、多くの背側神経リンパゾーンに影響を与えている。髄節反射の組み合わせから効果は比較可能である。マニュアル・セラピーにとって、腹側の反射点とその治療に関する知識は、治療の可能性をポジティブに補完する意義を有す。
- 神経生理学的反射療法を含むオーソ・バイオノミーは、神経リンパ反射点を通して治療の可能性を細分化して仕上げることによって、ドイツにおける先駆者の役割を担う。

　経験上、神経リンパ反射点の実証された効果と比較的容易な治療法の習得が、マニュアル・セラピーの分野におけるこの療法への興味をさらに刺激することを願う。これは、幅広い基礎に取り組むことが、新たな療法の思考モデルを発展させ、さらに多くの適用の可能性が発見されることを導く。

17 マッサージ

17.1 概要

神経リンパ反射点は基本的に**マッサージテクニック**でもあることから、チャップマン反射点も自然に他のいくつかの療法によって補完することができる。これらの療法は、バランスをとり刺激を与えるために、補完的に投入することができる。

「マッサージ」という定義は多様なテクニックと適応症を含む。異なるマッサージテクニックは常に似たようなメカニズムを刺激する。組織のトーン、栄養状態、敏感性などの変化は、局所的な障害を示し、反射弓における障害に対して髄節徴候と髄節を超えた徴候を示す。この変化はマッサージにおける診断の基盤となり、同時に必要な治療の質を決める。局所的な特定と独特な治療の質は、多くのマッサージの適応症において投薬治療より効果的である。

マッサージの分類：

- どちらかというと**局所的な作用**が古典的なマッサージ、サイリャックスによるマッサージ、腸マッサージ、アイダ・ロルフによる筋膜マッサージ、マニュアル・リンパドレナージにおいて発生する。
- **伝達性の作用**をともなう反射マッサージには、結合組織マッサージ、骨膜マッサージ、足部の反射ゾーン療法、チャップマンとグッドハートによる神経リンパ反射点マッサージ、ラドロフによる指圧と鍼治療マッサージがある。

17.2 マッサージのチェックポイント

年齢による生理学的正常所見と比較して、**個別組織内の変化**が特に重要視される：

- 表皮と皮下組織におけるボリュームまたは層の厚さ
- 組織の腫脹、線維構造の弾力性
- 表面温度の変化
- 表皮、筋膜、筋、腱の起始と骨膜における接触敏感性の高まり

> **注意**
> 局所的なくすぐるような感覚は、疼痛認識の前段階としての抵抗反応として考えられる。

- 局所的発汗と起毛部の局所的反応
- 局所的な栄養の変化（乾燥、脂っぽい、局所的な湿疹など）

17.3 古典的マッサージのテクニック

古典的なマッサージは特に筋を通して治療する。次のテクニックが実施される：

- **軽擦法**は落ち着かせ、リラックスさせ温める効果がある。
- **揉捏法**は、トーンを調整して強く充血させ、髄節の反射弓の反射を直接刺激して、脳に伝達された髄節反射性求心性への反射反応を刺激する。
- **摩擦法**は、一般的なトーン調整に作用し、老廃物や深部の癒着物の分解を導く。中期的には痛みを和らげる作用がある。
- **叩打法**はリラックスとトーンを減少させる作用があり、副交感神経制御の促進をもたらす。
- **振戦法**もまた深部の身体層をリラックスさせる。
- ロルフィングのテクニックを拠り所として、オーソ・バイオノミーのタイミングに取り組み、筋の弛緩を実現させる。肩甲帯における緊張のケースでは、大胸筋と小胸筋をマッサージすることを忘れないこと。

17.4 診断で鍵となる筋

様々な器官群のための古典的なマッサージで鍵となる筋（コールラウシュによる筋の最大反射点）は、チャップマンゾーンを補完するものとして利用することが可能である：

- **心臓：** 第3肋間隙と第4肋間隙の筋、胸筋と菱形筋
- **胃：** 第7肋間隙の筋、外腹斜筋、腹直筋上部
- **気管支：** 第2肋間隙の筋、顔筋と僧帽筋上部

- **膵臓：**第9肋間隙の筋、背側
- **肝臓、胆嚢：**右の外腹斜筋と内腹斜筋、右の腹直筋上部
- **小腸と大腸：**小腸のためには腹直筋と大腰筋、背側では腹横筋、大腸のためには小腰筋

17.5　結合組織マッサージとカッピング療法

　陽性ゾーンは腫脹が目印になるのではなく、皮膚がへこみ、層の厚さが減少し、浅筋膜に対して可動性が減少することが徴候となる。内臓の持続的な障害は、関与する表皮と皮下組織のセグメントにおける栄養不足を導く。

メモ
古典的なマッサージに対し結合組織マッサージは特に内臓システムと機能的障害の治療に適している。一部のゾーンは神経リンパ反射療法と似たようなゾーンをカバーする。

　皮下組織に対して表皮の大きな面の可動性が減少している場合（▶図17.1）、表皮を結合組織ゾーン（▶図17.2）で持ち上げることがができない、もしくは困難で（▶図17.3）、一般的な接触過敏性の高まり、またはメタボリック酸血症の意味における疼痛過敏性が生じている場合、併用治療として結合組織マッサージまたは**カッピングマッサージ**を行うことが可能である（20.3の項も参照）。背部の皮膚をマッサージオイルで滑りやすくして、カップをのせ、まずは脊柱傍に沿って圧をかけながらマッサージを行う。もし治療が患者に良好に受け入れられ、自律神経系の一般的な反応が強く生じなければ、その次の治療ではマッサージを側部に拡大することができる。そのためにはバルブ機能のついたカップが適している。これは疼痛症状に応じてより強く、またはより弱く吸い上げることができる。

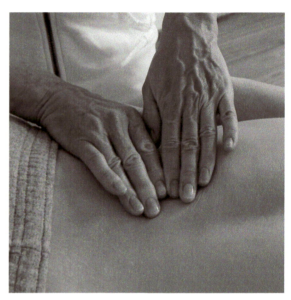

▶図17.1　腰部の皮膚の滑りの程度。

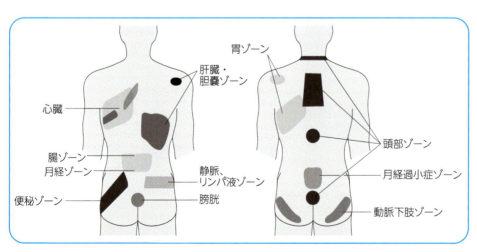

▶図17.2　結合組織ゾーン。

17.6 複合的な物理的浄化療法（マニュアル・リンパドレナージ）

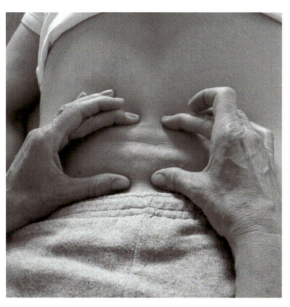

▶図17.3　持ち上げることができない皮膚。

最後に患者は水分を多く摂取し、便や尿が治療の後、短期的に粘性、におい、またはその他変化しているかどうか注意する。これは排泄器官における効果的な刺激の徴候である可能性がある（第19章）。

- 複合的な物理的浄化療法にはリンパドレナージ、圧迫バンテージ、目的を定めた浄化運動が含まれる。マニュアル・リンパドレナージは、リンパの流れを加速させ、リンパ管の輸送能力を増やすことに役立つ。血管運動能力に作用し、リンパと組織の液体を動かし、線維性が変化した結合組織を緩め、リンパ量を増やし、リンパ形成の刺激を導く。同時に交感神経を鎮静する作用も観察される。それを通して神経リンパ療法を最適に補完する。
- **適応症**は局所的なタンパク質による腫れ、副適応症は脂肪腫、慢性静脈機能不全、リンパ浮腫の脳症、リウマチ性疾患群、複合性局所疼痛症候群、放射線線維症などによる不調。
- **禁忌症**は急性炎症、心臓の腫脹と悪性の進行、特に悪性リンパ腫がある。甲状腺亢進症、自律神経の不安定性、心拍障害、そして60歳以上の患者においては頚部を治療してはならない。
- 効果的な治療には、基本的に**1週間に3回の全身治療**、続いて圧迫治療を行うことが適している。
- **バンテージへの禁忌症**（圧迫）は、心臓腫脹と動脈血栓症である。

18 足部の反射ゾーン療法

18.1 概要

1912年ころに、ウィリアム・フィッツジェラルド博士が10からなる身体のゾーンを垂直に分け、それは人間を均等な走査パターンに分類するものであった。

1930年代の早期にユーニス・インガムはこの知識と出会い、「リフレクソロジー」として標記されるアマチュアの療法として発展させた。

これを基盤として、ハンネ・マルカートが1958年から自身の診療所で、後に教育機関で治療の手法として継続的に発展させた。

足部の反射ゾーン療法は、今日完熟し細分化された治療法としてみなされている。器具を使う多くの治療テクニックの有意義な代替療法であり、神経リンパ療法への素晴らしい補足療法である。

! メモ

神経リンパ療法と同様、足部の反射ゾーン療法も内臓、運動器官、そして上位の制御システムに作用する。
両者の治療形態は相互的に強化するものである。

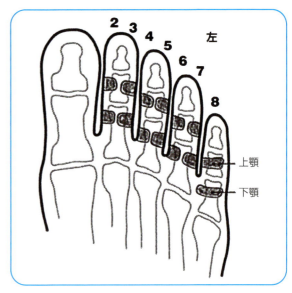

▶図18.1　歯のゾーン、足底(左)。

18.2 反射区の局所図

頭部のゾーンは爪先に割り当てられ、胸郭と上腹部は足部中央、腹部・骨盤ゾーンは足根骨、そして踵部から土踏まずのアーチ中央部には脊柱が分類される。**特色**として、反射ゾーン療法は爪先に歯(▶図18.1、▶図18.2)、頭蓋骨、顎のゾーンを反映している点が挙げられる。我々の分野においてこのゾーンは特に重要である。というのも、神経リンパ療法ではこれまでこれらの器官のための独自の反射点が発見されていないからである。

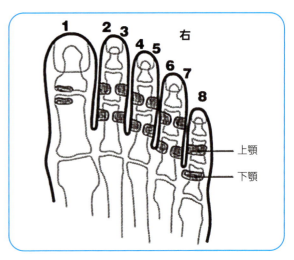

▶図18.2　歯のゾーン、足背(右)。

18.3 足部の検査と触診

我々の経験から、まずは足部をオーソ・バイオノミーの構造的テクニックで治療し解放させることが有効であると言える。その後、本当に負荷のかかっている反射ゾーンを見分けることができる。治療の重点を決定するために、どの初回の治療でも所見をまとめる。

見た目による所見は、縦のアーチと横のアーチにおける平衡の崩れで判断することができる。足部組織のトーンの変化、例えば静脈やリンパのつまり、腫脹の状態、また皮膚の徴候（水虫、亀裂、角質化、タコ、爪の変形、変色）が判断材料となる。

触診所見では反射ゾーン療法で発展した独特の把持によって、順番に従ってすべての反射ゾーンを検査する。

負荷ゾーンは次の点で判断する。
- 該当する箇所の局所に限定した疼痛、
- 自律神経系の過負荷の徴候、例えば手や身体で素早く強く発汗する、顔色の変化、体温、呼吸数、脈拍、唾液の変化が挙げられる。

18.4　症状ゾーンと背景ゾーン

最初の所見で症状ゾーンと背景ゾーンを区別する：

症状ゾーンは、患者が感じられる症状と、それぞれの器官またはシステムのゾーンが同一であること。例えば頭痛における頭部ゾーン、変形性股関節症における股関節ゾーンなど。

背景ゾーンは、現在の不調や疾患が生じた遺伝的、または後天的に負荷を受けている背景を示すゾーンのことである。これらは複数のゾーン部位を含むことが多い。

18.5　反応

この手法の特別な特徴は発生する反応にある。反応は望まれ期待されたもので、多くは治癒過程における短期的な悪化状態であり、これを新たな疾患と間違えてはならない。これは人間の弱化した再生能力の再活性化のしるしである。

次の反応が**最も多く**現れる：
- 尿の回数が増える
- 尿のにおいと色の変化
- 便の量、粘性、色、においの変化
- 放屁の増加または減少
- 全身または一部の皮膚エリアにおける発汗異常と皮膚変化、例えばかゆみの緩和や悪化
- 足部反射ゾーン療法においても、浄化を促進するため治療後は水分を多く摂取しなくてはならない。

19　浄化・変化療法

　浄化・変化療法はすべての文化におけるもっとも古い医学テクニックに属する。これは、多くの不調と病像は、様々な器官システムの機能的活動が多すぎる、または少なすぎることを通して、または蓄積と毒素の負荷を原因として生じることの観察から生まれた。

　現代の臨床医学が急性疾患による危険に幅広く対応できるようになってからは、慢性疾患、特にメタボリック症候群（第12章を参照）への取り組みが盛んになってきた。全身代謝への関心が、浄化・変化療法の治療のきっかけを増やすことにつながった。

❗ メモ
神経リンパ療法も浄化・変化療法に含まれると考えることができるが、これは保護器官と運動器官の慢性不調、線維筋痛症、軟部組織リウマチの初期治療に適している。そして、慢性皮膚疾患、免疫負荷の治療、また高血圧、糖尿病、痛風を含むメタボリック症候群の補足的な治療にも適している。

　チャップマン反射点による治療は、間質細胞における除去をサポートするとすでに強調した。これは特に消化器官や小骨盤器官の治療に当てはまる。次の患者において浄化処置は常に注意深く行う必要がある。

- 重篤患者と非常に衰弱した患者。
- 多くの活発なチャップマン反射点を呈している患者。
- 代謝の過酸化徴候を示す患者。例えば一般的な接触過敏性や多発筋痛症など。
- 自律神経が不安定な患者。
- 頭痛を呈す患者。
- アトピー。
- 乾燥しざらざらした皮膚や原因不明の慢性的なかゆみを呈す反応が不活性な患者。
- 代償現象を呈す患者。これは、慢性的な潰瘍を身体が浄化または刺激剤として必要とするものである。例として、患者に静脈性潰瘍と気管支喘息が交互に発症することが挙げられる。

　浄化・変化療法のテクニックの多くはシンプルなものであり、比較的容易に習得することができる。取り入れても基本的に問題を広げることは少ない。より大きな課題としては、それぞれの療法への適応症設定であり、治療に対する反応の解釈である。

最も重要な療法に属するものは：
- 出血を伴わない、そして出血を伴うカッピング
- 瀉血
- 薬用ヒル療法
- カンタリジンテープ
- 発汗性（発汗・呼気）療法
- 血液浄化茶による浄化
- 様々な断食形態

20 反射・浄化テクニックと投薬を組み合わせた療法

胃腸管は我々の最も重要な排出システムである。それは身体の最も大きな排出表面を有している。80%の活発なリンパ組織は消化器官と結びついている。舎利塩やグラウバー塩などによる流入や含塩の搬出のほかに、高齢の患者においては、ニガヨモギ茶やAmara-Tropfen-Pascoeなど植物性の苦味素を通して、大腸の粘膜の分泌を促進することが推奨される。

もし患者が、集中力の欠如、慢性的な疲労感や皮膚のかゆみに苦しむ、またはこれらの不調が神経リンパ反射治療によって引き起こされたのであれば、肝臓の併用治療を必ず推奨する。その場合は適した茶を摂取することのほかに、Hepatofalk-NeuやHepar Pasc100などの調剤薬品が適している。そしてMutaflorやSymbioflorといった製剤を用いた微生物療法も非常に効果的である。

代謝性アシドーシス、組織過酸化の徴候がある場合は、浄化を強化することに加え、塩基を強調した栄養摂取と、BasicaやNeukönigsfelder Mineraltablettenのようなアルカリ化されたミネラル結合の摂取に注意しなければならない。

20.1 反応

セラピストと患者にとって、腹部・骨盤部位にカッピングと神経リンパ療法を施した後の尿の変化を観察することは、やる気を出させることにつながる。非常に多くの患者が感じることは、尿のにおいが強くなり、暗い色になったということである。著者の診療所における極端な例として、多発性骨髄腫の女性患者が前述の治療の後に、トイレでタンパク質の泡が立つことに気付いたことがある。神経リンパ反射点と他の療法による浄化の促進は、すべての関係者に直接的な体験をもたらす。

20.2 治療のポイント

- 代謝を活性化するためには1週間に1回から2回の治療で十分である。
- 重症患者には治療の配分に特に気を付ける必要がある。
- 治療は常に活発なゾーンのみを取り扱う。
- 反射の徴候は、本来の疾患徴候よりも早く戻ることが多い。それは、生物は健康に対する負荷を治癒するために時間を必要とするからである。

浄化治療は常に、間葉に蓄積した排出すべき物質をモビリゼーションする。不快な反応を避けるために、3.3の項ですでに取り上げたように、治療後に**水分**を摂取することを勧める。それは胃腸管を通して排出を促進し、腎臓の始動装置としては作用しない。

実践

推奨する飲み物：水道水、炭酸を入れた水道水、わずかに便通を促進するミネラルウォーター、ジュース、アルコールフリーのビール、フルーツティー

推奨しない飲み物：ブラックティー、コーヒー、イラクサ茶、牛乳、尿道を洗い流す治療に用いるミネラルウォーター、尿意を促進するお茶、コーラ

20.3 カッピングとカッピングマッサージ

カッピング療法のための合理的な説明基盤は、結合組織マッサージの髄節関係とピッシンガーとハイネによる基礎システムに関する研究が適している。検査テクニックの知識と表皮と皮下組織の所見の解釈能力は不可欠である。それは、局所的、平面上または他の反射ゾーンと組み合わせるか、そして出血を伴う、または伴わないカッピングを行うのかを決める。そうしていくつものデルマトーム

にカッピングマッサージを行うことを通して、髄節を超えた器官を刺激することにつながる。

治療を成功させるために重要なのは、カッピング療法によって生じる可能性のある反応の説明と解釈を患者に十分に行い、老廃物と毒素が遊離することに関連して生じる不快な代謝反応をできるだけ避けるようにすることである（▶図20.1）。

20.3.1　カッピングとチャップマン反射点

腹側のチャップマン反射点を検査する際、多くの患者は接触に対する敏感性から、全体的にくすぐったさや痛みを感じることがある（▶図20.1）。二つ目の所見は、体幹のラインに沿って減少した皮下組織の動き、または**痛みのあるキプラーのしわ**である。それは、脊柱に平行に手指でつまみながら動かす皮膚のしわである。皮膚の厚さの変化、離れやすさ（▶図20.2、▶図20.3）、そして疼痛の程度を通して、髄節反応に関する疾患の徴候と代謝性アシドーシスの徴候の情報が得られる。

前述の条件下では神経リンパ反射点の正確な触診はほとんど不可能である。表面構造の触診では全体的に痛みを生じているので、多くの反射点では誤って陽性と判断してしまうからである。

組織アシドーシスまたは大きな皮膚エリアで代謝負荷が生じている場合には、カッピングマッサージによる治療を推奨する（▶図20.4）。

実践

皮膚にオイルをのばして滑りやすくする。続いてカップを押しながらセットする。カップで全体のエリアをマッサージする（▶図20.4）。圧迫と抑圧を繰り返して皮下組織と表皮に作用させ、血行に大きな刺激を与える。老廃すべき物質は遊離する。それは、後に濃縮した尿で明らかに分かる。血液浄化のお茶とリンパの流れをよくすることを通して浄化をサポートすると、治療の効果を促進する。
カッピングマッサージは何日かあけて実施する。表皮と皮下組織の敏感性が正常になった後に、チャップマン反射点を検査し治療することができる。十分に水分を摂取していれば、植物性の薬物を通して腎臓を特別に刺激することは基本的に必要ではない。

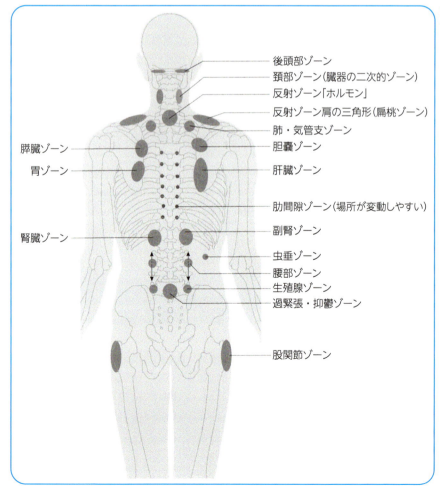

▶図20.1　背側のカッピングゾーンの一覧図。

- 後頭部ゾーン
- 頚部ゾーン（臓器の二次的ゾーン）
- 反射ゾーン「ホルモン」
- 反射ゾーン肩の三角形（扁桃ゾーン）
- 肺・気管支ゾーン
- 膵臓ゾーン
- 胆嚢ゾーン
- 胃ゾーン
- 肝臓ゾーン
- 肋間隙ゾーン（場所が変動しやすい）
- 腎臓ゾーン
- 副腎ゾーン
- 虫垂ゾーン
- 腰部ゾーン
- 生殖腺ゾーン
- 過緊張・抑鬱ゾーン
- 股関節ゾーン

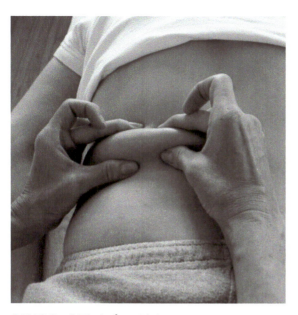

▶図20.2　分厚いキプラーのしわ。

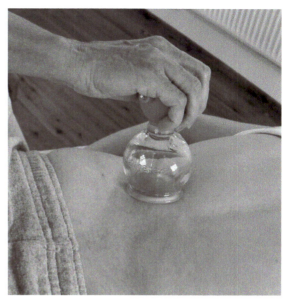

▶図20.4　カッピング治療。

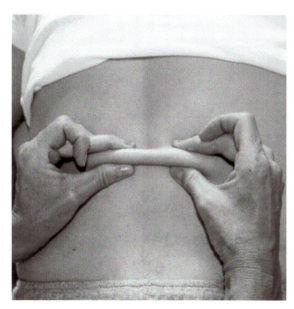

▶図20.3　薄いキプラーのしわ。

20.4　瀉血

　瀉血では、一度に125mlから150mlの血量を超えてはならない。これは新たな赤血球が作られ、それによるヘマトクリット値の上昇を避けるためである。

メモ

　重要なのは、古典的な瀉血と、耳と下肢で行うミクロ瀉血の違いである。耳、または他の体性感覚器官で行われるミクロ瀉血は、血糖値測定ランセットとともに行われる。わずかな血液が出ることは、反射メカニズムを通してそのゾーンと関連する構造の浄化に作用する。局所的な瀉血はその箇所の浄化と解毒に役立つ。

20.5　薬用ヒル療法

　薬用ヒル療法の適応症には、今日驚くほど現代的な形成外科が属する。古典的な使用領域では、特に静脈炎症と、その他の皮膚に近い箇所における化膿の傾向を示す炎症で、深く根付いたフルンケルや乳腺炎において薬用ヒル療法が使われる。

20.6　茶の摂取

浄化療法の基本治療として血液浄化茶がよく知られている。

普及している排出茶は短期間にのみ適しており、すぐに慣れて逆説的な代謝負荷をもたらす誤使用の危険がある。

❗ メモ

尿意を促進する作用のあるすべてのお茶は、浄化療法との関連では避けるべきである。例えば人気のあるイラクサ茶、シラカバ茶、タンポポ茶があてはまる。

📝 実践

ヴァイスによる血液浄化茶

タンポポ
イラクサ
セイヨウニワトコ
フラングラ
フェンネル

朝と夕方に、小さじ1の茶葉にカップ1杯の湯を注ぎ、蓋を閉めて5分から7分蒸らす。

ロートマーラーによるリウマチ茶

シラカバ
ヤナギ
セイヨウニワトコ
シモツケソウ
サンシキスミレ

大さじ1の茶葉に150mlの沸騰した湯を注いで5分間蒸らし、濾過する。1日に2杯から3杯飲む。

20.7　断食・治癒断食

治癒断食と目的を定めた栄養治療は科学的に認定された自然治癒療法に属し、これは多くの疾患が栄養によるものだという認識から発展した。

断食とそれをサポートする理学療法のためのステップとして、舎利塩やグラウバー塩などによる便通の改善を通して根本的に腸を洗浄することは、恒久的な栄養失調または栄養過多を原因とした代謝疲弊物質と血管の老廃物を除去することにつながる。消化システムの自己洗浄能力が活性化され、代謝の蓄積と過酸化を通して過剰な負荷によって生じた疾患の多くに抵抗して作用させることが可能となる。目的は、神経リンパ反射点の治療のような他の変化療法と組み合わせて、消化の自然な機能を再活性化し、阻害されている代謝状態のバランスを取り戻すことにある。

毒素を排出する断食治療は、良い健康状態を再構築する完全なプログラムの導入にすぎない。断食をカッピング治療と組み合わせると、身体を老廃物から洗浄する最初のステップとなる。そして栄養摂取を改善することが患者の健康生成をサポートする。

断食の導入、断食の危機と中断の克服に関する知識は、医学的な断食治療の実施にとって必要不可欠な基本的条件である。

20.7.1　適応症

間質環境障害をともなうすべての疾患：

- メタボリック症候群
- 線維筋痛症や掻痒症のような代謝性アシドーシスの症状
- アレルギー
- リウマチ
- 重度の動脈血行障害
- 予防法

20.7.2　誤った目的・禁忌症

- 体重減少
- 体力を消耗する疾患における併用治療
- 重症の心血管不全
- 急性感染症

20.7.3　実施のためのヒント

- 断食を開始する1週間前にはアルコール、コーヒー、紅茶の摂取を減少させる。喫煙に関しては、まずAmerican Spirit、ManitouまたはPueblo（すべて商品名）のものに変更することを勧める。これらは中毒強化剤を含んでいないので、喫煙をできる限り減らすことができる。計画した断食より前に、甘いものと小麦製品の商品を制限し、「小腹がすく」状況を減らすことが重要である。
- 1日か2日、軽食（野菜、サラダ、果物を多めにする）の日を設ける。これは断食に対しポジティブに働く。

- 断食の前と断食中は、3リットルの水または薄めたハーブティーを飲む。
- 断食中の栄養としては、1日に塩分を含まない薄い野菜スープを1皿、または250mlの野菜ジュースを計画する。
- 少なくとも2日に1回は、吐き気、不快感、空腹を減少させるために便通を催させなければならない。患者は塩と浣腸器で交互に排便しなくてはならない。浣腸器は大腸にまでしか達しないが、塩は小腸の内容物を洗い流す。
- 吐き気、片頭痛、皮膚反応、意気消沈といった断食の危機が訪れた場合、水分摂取量を大幅に増やし、小さじ1か2のはちみつをなめ、浣腸をして、場合によっては500mlの果糖を注入する。
- タンパク質不足に関する医学的に基づいた懸念がある場合は、乳清断食を行うこともできる。断食期間が4週間を超えなければ実践には何の問題もない。心血管疾患患者はヘマトクリット値が上昇しないように気を付ける。場合によっては最大200mlの瀉血を何度か繰り返す。尿酸値の上昇と痛風の既往歴がある場合はアロプリノールを与える。
- 患者は断食期間中の自由時間に関して計画を立てること。
- 快適さを促進するために、毎日軽い持続的な運動を行う。
- 断食の中断は、その日の朝に体重減少が記録された日にのみ行うこと。
- 断食後はゆっくりと摂取量を増やすこと。

20.7.4 安全注意事項

健康に問題がある場合や、定期的に医薬品を摂取している場合は、医師に断食が適しているか問い合わせなければならない。血糖薬、高血圧薬、マルクマールはこの間減らさなくてはならない。

21 ニューラル・セラピー

21.1 概要

　フンケによるニューラル・セラピーは、プロカインやリドカインの局所麻酔薬を用いた臨床注射療法である。これは、刺激・制御療法で、反射弓における刺激のほかに、自律神経のバランスを整える。この関係において髄節療法も大きな役割を担う。

　ニューラル・セラピーの生理学的基盤は、身体の髄節ネットワークと髄節を超えたネットワークパターンにある。脊髄神経を通して、内臓はより表面に位置する構造と結びついている（第2章）。そこには表皮、浅筋膜、筋、腱、関節包、骨膜が属する。ニューラル・セラピストにとって、これらの構造は治療への手掛かりだけではなく、現時点での機能診断への可能性を意味する。これらすべての構造には神経リンパ反射点も存在する。両療法の作用傾向の確かな類似性は、局所麻酔が組織におけるリンパの流れを改善することを示す。同様のことを、マニュアル・テクニックを用いた神経リンパ療法も目指す。

21.2 ニューラル・セラピーと神経リンパ療法

　両メソッドは相互に補完する。神経リンパ反射ゾーンはニューラル・セラピストによって診断の充実を意味する。ニューラル・セラピーの長所のひとつに、困難な制御状況においてバランスをとるように介入できる点がある。過剰な交感神経、副交感神経による反応に対してもバランスをとることが可能である。この「中立化させる作用」は、神経リンパ療法は明白には有しておらず、より落ち着かせるか、刺激させるかのどちらかである。実践では、特に潜在性甲状腺内分泌疾患や精神的苦痛の症状が現れた場合に有意義である。

　ニューラル・セラピーのもうひとつの利点は、表面に近い構造に直接アクセスできることにある。リドカインの注射による扁桃、甲状腺、筋の起始部への直接的な治療は、反射を利用した非直接的な治療よりも効果的なことが多い（▶図21.1）。

　それに対して、神経リンパ療法はほかの明白な利点をもつ。それは、補助器具なしで実施可能で、治療の配分で問題が生じることが少ないので、様々な方法で活用することができる。徒手で20の神経リンパ反射点を検査し治療することは簡単に実行できる。しかし、20の検査注射を行うことは患者にとって負担となる。毒性を超えてはならないので、治療は薬剤の最大量までと制限される。

　特に小児の患者は注射によるニューラル・セラピーよりも、神経リンパ反射療法を好む。さらに、神経リンパ療法はセルフケアにも適している。

　著者の診療所において、次の場合にニューラル・セラピーが適していると考える。

- 狭義における阻害治療。慢性疾患を抱える患者の30%までが、他の阻害原因とともに直接病原性の関連を示すので、治療を成功させるためには最適な阻害治療が不可欠である。その場合、ニューラル・セラピーはいまだに最も効果的な療法である。
- 非直接的な阻害治療のために、チャップマン反射点にニューラル・セラピーを施す。この可能性は、ミヒャエラ・ヴィーゼによって扁桃阻害箇所のための代替テクニックとして考えられた。もし患者が口腔と外側の顎の角への注射を拒否する場合は、直接的な注射に置き換えられる。その他、胆嚢や婦人科系エリアのようなアクセスしづらい阻害部においても、チャップマン反射点は置き換えられることが可能である。それは交感神経幹遮断のような一部危険か直接的、非直接的阻害治療テクニックを置き換えるものである。
- 最初の治療で非常に強い疼痛を訴える状況の場合、ニューラル・セラピーを選択する。最初のニューラル・セラピーで、痛みが和らぎリンパの流れが改善すると、その後の治療は徒手で反射点を扱う。
- 自律神経のバランスをとるために甲状腺治療をニューラル・セラピーで行う。

21.2 ニューラル・セラピーと神経リンパ療法

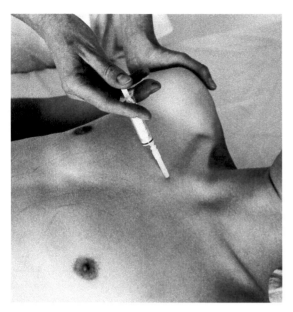

▶図21.1　ニューラル・セラピー：阻害治療のための扁桃反射点。

第6部
付録

カルテ用フォーマット

これから、まず内臓のための腹側、背側チャップマン反射点と、その次にグッドハートによる腹側と背側の筋反射点の空欄のシートを掲載する。

空欄のシートの活用法

シートを本から直接コピーするか、コピーの原本としてページを切り離す（▶図22.1）。

このシートには何も記載しておらず、読者のみなさんが必要に応じて決めた所見のシンボルや記号を書き込めるように見やすくしている。

実際はすべての器官はペアで存在することに注意すること。場合によっては一覧表に所見を対称的にマークすることもできる。または、反射点に延びる線の横に両サイド***、または右**、左*のようなマークをつける工夫も可能である。

鉛筆で記入する場合は、同じシートで所見を最新のものに素早く書き加えることもできる。

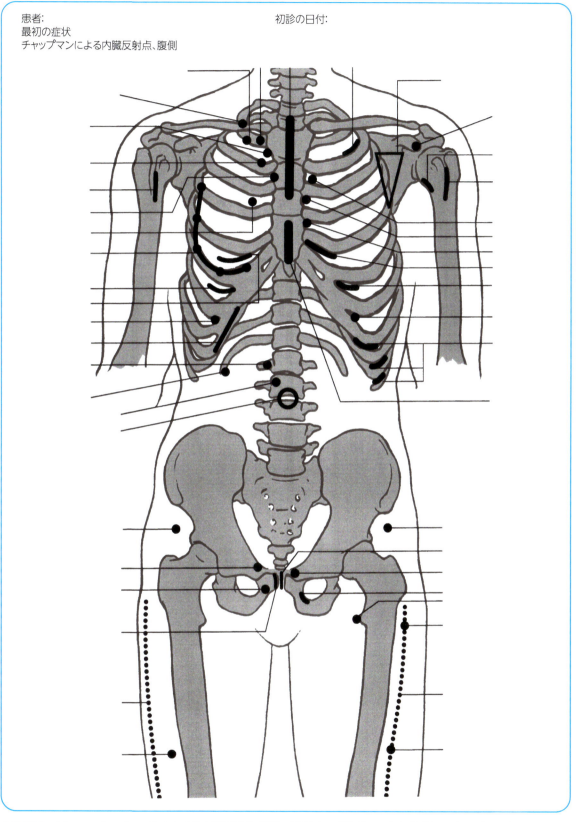

▶図 22.1　フォーマット。チャップマンによる内臓反射点、腹側。©Weber KG, Bayerlein R. Neurolymphatische Reflextherapie nach Chapman und Goodheart. 3. Aufl. Stuttgart : Haug; 2014

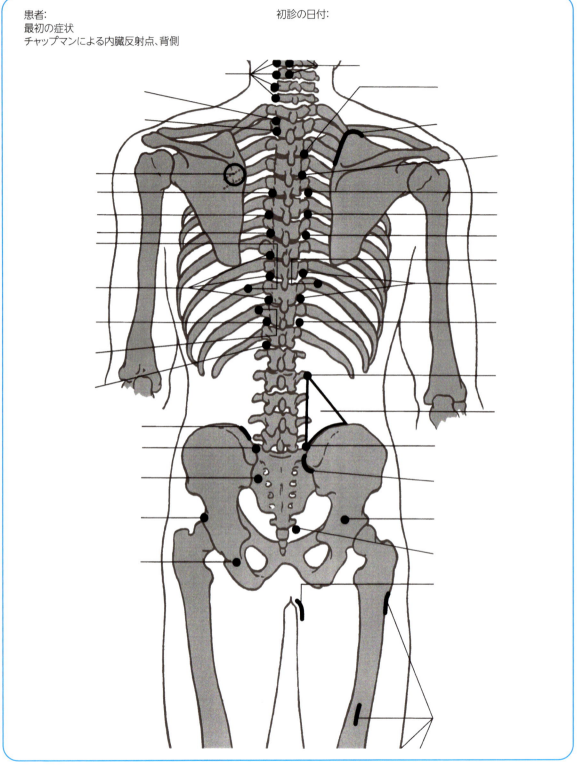

▶図22.2　フォーマット。チャップマンによる内臓反射点、背側。©Weber KG, Bayerlein R. Neurolymphatische Reflextherapie nach Chapman und Goodheart. 3. Aufl. Stuttgart : Haug; 2014

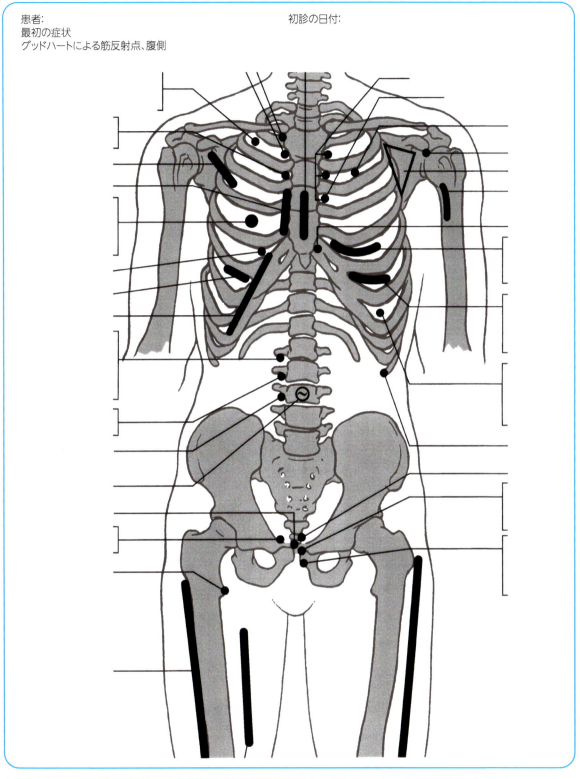

▶図 22.3　フォーマット。グッドハートによる筋反射点、腹側。©Weber KG, Bayerlein R. Neurolymphatische Reflextherapie nach Chapman und Goodheart. 3. Aufl. Stuttgart：Haug; 2014

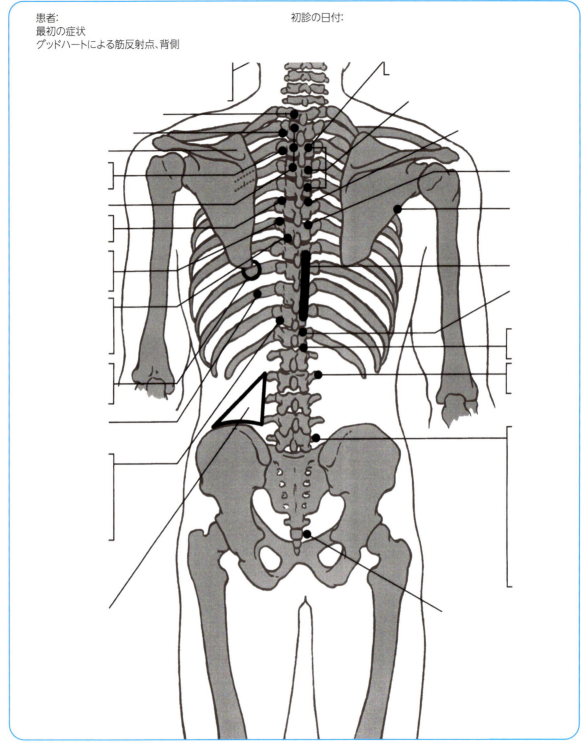

▶図22.4 フォーマット。グッドハートの筋反射点、背側。©Weber KG, Bayerlein R. Neurolymphatische Reflextherapie nach Chapman und Goodheart. 3. Aufl. Stuttgart：Haug；2014

参考文献

[1] Bayerlein R. Lehrbuch und Repertorium zur Bach-Blüten-Therapie. München: Pfaum; 2007

[2] Bayerlein R. Propriorezeptive Trainingstherapie/Physikalische Therapie. Heidelberg: Haug; 1999

[3] Blüher H. Traktat über die Heilkunde. o. O.: Humberg; 1985

[4] Bucek R. Praxis der Ohrakupunktur. 2. Aufl. Heidelberg: Haug; 2000

[5] Butler D. Mobilisation des Nervensystems. Berlin: Springer; 2004

[6] Chaitow L. Neuromuskuläre Techniken in der manuellen Medizin und Osteopathie. München: Urban & Fischer in Elsevier; 2002

[7] Chikly BJ. Manual Techniques Addressing the Lymphatic System: Origins and Development. JAOA 2005; 105 (10): 457–464

[8] Cloet E, Colot T, Ranson G, Schallier F, Verheyen M. Praxis der Osteopathie. 2. Aufl. Stuttgart: Hippokrates; 1999

[9] Cloet E, Groß B. Osteopathie im kranialen Bereich. Stuttgart: Hippokrates; 1999

[10] De Coster M, Pollaris A. Viszerale Osteopathie. 4. Aufl. Stuttgart: Hippokrates; 2007

[11] Deutsches Institut für Ortho-Bionomy®. Kursskript 7 und 10: Chapman-Punkte. Rottenburg; 2002

[12] Dvorak J, Dvorak V. Checkliste Manuelle Medizin. Stuttgart: Thieme; 1990

[13] Eder M, Tilscher H. Chirotherapie. 4. Aufl. Stuttgart: Hippokrates; 1998

[14] Feldenkrais M. Bewußtheit durch Bewegung. Der Aufrechte Gang. 9. Aufl. Frankfurt: Suhrkamp; 2006

[15] Fischer L. Myofasziale Triggerpunkte und Neuraltherapie nach Huneke. Erfahrungsheilkunde 1998; 3: 117–126

[16] Frisch H. Programmierte Untersuchung des Bewegungsapparates. 8. Aufl. Berlin: Springer; 2001

[17] Greenman PE. Lehrbuch der osteopathischen Medizin. 3. Aufl. Stuttgart: Haug; 2005

[18] Hahnemann S. Organon der Heilkunst. Bearbeitet und herausgegeben von Josef M. Schmidt. 6. Aufl. Stuttgart: Haug; 2002

[19] Heine H, Pischinger A. Das System der Grundregulation. 11. Aufl. Stuttgart: Haug; 2009

[20] Hick C. Kurzlehrbuch Physiologie. 4. Aufl. München: Urban & Fischer; 2000

[21] Heidemann C. Meridiantherapie. Bd. 1–3. Freiburg: Eigenverlag; 1991

[22] Hoppenfeld S. Klinische Untersuchung der Wirbelsäule und der Extremitäten. Stuttgart: Gustav Fischer; 1992

[23] Jones LH. Strain and Counterstrain. Newark: American Academy of Osteopathy; 1981

[24] Kahle W, Frotscher M. Taschenatlas der Anatomie. Bd. 3. Nervensystem und Sinnesorgane. 9. Aufl. Stuttgart: Thieme; 2005

[25] Kapandji IA. Funktionelle Anatomie der Gelenke. Obere Extremität – Untere Exremität – Rumpf und Wirbelsäule. 4. Aufl. Stuttgart: Thieme; 2006

[26] Kaptchuk TJ. Das große Buch der chinesischen Medizin. München: O.W. Barth; 1993

[27] Köhler B. Biophysikalische Informations-Therapie. 6. Aufl. München: Books on Demand; 2006

[28] Kohlrausch W. Reflexzonenmassage in Muskulatur und Bindegewebe. Stuttgart: Hippokrates; 1959

[29] Kain KL. Ortho-Bionomy® – A Manual of Practise. Berkeley: Russell Company; 1993

[30] Klima M. Anatomie des Menschen. Bd. II. Stuttgart: Franckh'sche Verlagsbuchhandlung; 1995

[31] Klinghardt D. Lehrbuch der Psycho-Kinesiologie. 6. Aufl. Stuttgart: INK – Institut für Neurobiologie; 2004

[32] Lewit K. Manuelle Medizin. 8. Aufl. München: Urban & Fischer in Elsevier; 2006

[33] Liem T. Kraniosakrale Osteopathie. 4. Aufl. Stuttgart: Hippokrates; 2005

[34] McRae R. Klinisch-orthopädische Untersuchung. 3. Aufl. München: Urban & Fischer in Elsevier; 1995

[35] Maigne R. Die Manuelle Wirbelsäulentherapie. Stuttgart: Hippokrates; 1961

[36] Marquardt H. Praktisches Lehrbuch der Reflexzonentherapie am Fuß. 6. Aufl. Stuttgart: Hippokrates; 2005

[37] Martius H. Die Kreuzschmerzen der Frau. Ihre Deutung und Behandlung. Stuttgart: Thieme; 1947

[38] Mein EA et al. Physiological Regulation Through Manual Therapy. Physical Medicine and Rehabilitation: State of the Art Reviews. 2000; 14 (1): 124–131

[39] Muschinsky B. Massagelehre in Theorie und Praxis. 3. Aufl. München; Urban & Fischer in Elsevier; 1992

[40] Owens C. An Endocrine Interpretation of Chapman's Reflexes. 2nd ed. Chattanooga, TN; Chattanooga Printing & Engraving; 1937

[41] Palmer BJ. The Subluxation Specific – The Adjustment Specific. Davenport: The Palmer School of Chiropractic; 1934

[42] Pauls AL. The philosophy and history of Ortho-Bionomy®. Manuskript 1996

[43] Pauls AL. Lehrvideos Phase 4, 5 und 6 von Odile Ciny Montbernier; F-Coublanc

[44] Pauls AL. Philosophy of Ortho-Bionomy®: The Evolvement of the Original Concept. Madison: Ortho-Bionomy®News; July 1997

[45] Perrin RN. Neurolymphatische Bahnen: neue wissenschaftliche Nachweise untermauern die Perrin-Technik. Osteopathische Medizin 2013; 2: 10–15

[46] Platzer W. Bewegungsapparat. 9. Aufl. Stuttgart: Thieme; 2005

[47] Radloff K. Grundlagen der Akupunktur, Massage und Ohr-Reflexzonen-Massage. Bd. A. Wienacht: Selbstverlag; o. J.

[48] Radloff K. Die Becken-, Wirbelsäulen- und Gelenkbehandlung der Energetisch-Statischen-Behandlung ESB/APM. Bd. B. Wienacht: Selbstverlag; o. J.

[49] Rang NG, Höppner S. CranioSacralOsteopathie. Kurzlehrbuch für Ärzte und Physiotherapeuten. 3. Aufl. Stuttgart: Hippokrates; 2002

[50] Reichel HS. Das PNF-Konzept – Lernprogramm Propriozeptive Neuromuskuläre Faszilitation. 4. Aufl. Stuttgart: Thieme; 2005

[51] Rohen JW. Topographische Anatomie. Lehrbuch unter besonderer Berücksichtigung der klinischen Aspekte und der bildgebenden Verfahren. 10. Aufl. Stuttgart: Schattauer; 2000

[52] Sachse J, Schildt-Rudloff K. Wirbelsäule. Manuelle Untersuchung und Mobilisationsbehandlung. 4. Aufl. München: Urban & Fischer in Elsevier; 2007

[53] Sadler W. Medizinische Embryologie. 10. Aufl. Stuttgart: Thieme; 2003

[54] Scheffer M. Die Original Bach-Blütentherapie. München: Hugendubel; 2006

[55] Schimmel KC. Funktionelle Medizin 1. Heidelberg: Haug; 1991

[56] Schmidt RF. Grundriß der Neurophysiologie. Wien: Springer; 1979

[57] Dvorak J, Dvorak V, Schneider W, Spring H, Tritschler T. Manuelle Medizin: Therapie. 3. Aufl. Stuttgart: Thieme; 1997

[58] Siegel A. Fließende Kräfte. Durch Polarität zum dynamischen Gleichgewicht. Freiburg: Verlag für angewandte Kinesiologie; 1993

[59] Silbernagel D. Taschenatlas der Physiologie. 7. Aufl. Stuttgart: Thieme; 2007

[60] Sobotta J. Atlas der Anatomie des Menschen. 2. Teil. 22. Aufl. München: Urban & Fischer in Elsevier; 2006

[61] Stiefvater EW. Die Organuhr. 14. Aufl. Stuttgart: Haug; 2006

[62] Stiefvater EW. Praxis der Akupunktur. Heidelberg: Haug; 1999

[63] Stoddard A. Lehrbuch der osteopathischen Technik an Wirbelsäule und Becken. Stuttgart: Hippokrates; 1978

[64] Streeck R. Die Bindegewebsmassage. Worms: Selbstverlag; 1977

[65] Travell JG, Simons DG. Handbuch der Muskel-Triggerpunkte. München: Urban & Fischer in Elsevier; 2001

[66] Upledger JE, Vredevoogd JD. Lehrbuch der Kraniosakral-Therapie. Teil 1. 5. Aufl. Stuttgart: Haug; 2003/Teil 2: Stuttgart: Haug; 2002

[67] Upledger JE, Vredevoogd JD. Somato-Emotionale Praxis der Cranio-Sacralen Therapie. 2. Aufl. Heidelberg: Haug; 2000

[68] Upledger JE, Vredevoogd JD. Correspondances between Chapman's Reflexes and Acupuncture points. (www.upledger.com/news/articles)

[69] Wallace E, McPartland JM, Jones JM et al. Lymphatic system: Lymphatic manipulative techniques. In: Ward RC, ed. Foundations for Osteopathic Medicine. Baltimore: Williams & Wilkins; 1997: 941–967

[70] Walther DS. Applied Kinesiology. Pueblo: Systems DC; 1988

[71] Washington K, Mosiello R, Venditto M et al. Presence of Chapman Reflex Points in Hospitalized Patients With Pneumonia. JAOA 2003; 103 (10): 479–483

[72] Weber KG. Neuraltherapie in der Praxis. 2. Aufl. Stuttgart: Sonntag; 2004

[73] Weber KG. Ordnungstherapie. Stuttgart: Sonntag 1995

[74] Weber KG, Wiese M. Weiche manuelle Techniken der Ortho-Bionomy®. Praktisches Lehrbuch. 2. Aufl. Stuttgart: Sonntag; 2005

[75] Weber KG. Ortho-Bionomy®. In: Dokumentation der besonderen Therapierichtungen und natürlichen Heilweisen in Europa. Bd. V., 2. Halbband. Essen: VGM; 1992

[76] Weber KG. Ortho-Bionomy®. In: Loseblattsammlung Naturheilverfahren. Balingen: Spitta; 1998

[77] Weber KG. Ortho-Bionomy® und Neuraltherapie. In: Freise KH (Hrsg.): Memorix Naturheilkundliche HNO-Praxis. Stuttgart: Hippokrates; 2000

[78] Weber KG. Ortho-Bionomy®. Mitteilungen für energetisch statisch tätige Behandler. o. O.: Wittenbach; 1992: 53–55

[79] Weber KG. Therapie mit neurolymphatischen Reflexpunkten nach Chapman. Acta Biologica. 1998; 1: 21–40

[80] Weber KG. Behandlung chronischer Achillessehnenbeschwerden mit Reflextechniken der Ortho-Bionomy®. CO'MED 1999; 10: 68–69

[81] Weber KG. Das metabolische Syndrom. Stoffwechselaktivierung mit neurolymphatischen Reflexpunkten. CO'MED 2000; 3: 18–21

[82] Weber KG. Chronischer Pruritus sine materia aus naturheilkundlicher Sicht. CO'MED 2000; 6: 46–49

[83] Weber KG. Neuraltherapie der Schilddrüse bei psycho-vegetativen Störungen. CO'MED 2000; 8: 86–88

[84] Weber KG. Die Ileozäkalklappe. CO'MED 2000; 10: 18–20

[85] Weber KG. Ortho-Bionomy® bei Reizblase und Blaseninfekten. CO'MED 2000; 12: 56–58

[86] Weber KG. Lumbale Beschwerden – Das Th 12-Syndrom und seine Behandlung mit weichen Techniken der Ortho-Bionomy®. Z f Physiotherapeuten. 2001; 5: 764–768

[87] Weber KG. Weiche manuelle Techniken der Ortho-Bionomy® bei Rotationseinschränkungen der HWS. Z f Physiotherapeuten 2001; 5: 770–775

[88] Weber KG. Die chronische Achillodynie durch Störungen des Fußlängsgewölbes und Muskelfunktionsketten. Z f Physiotherapeuten 2001; 9: 1532–1535

[89] Weber KG. Die Behandlung des Zwerchfells bei Erkrankungen der unteren Atemwege und funktionellen Oberbauchbeschwerden. Z f Physiotherapeuten 2001; 10: 1778–1784

[90] Weber KG. Die Chapman-Reflextherapie. CO'MED 2002; 1: 10–12

[91] Weber KG. Funktionelle Magen-Darmbeschwerden. Z f Physiotherapeuten 2002; 4: 580–583

[92] Weber KG. Therapiehindernisse und Lösungsstrategien bei der Behandlung des Stütz- und Bewegungssystems. Teil II: Der Segmental-reflektorische Komplex unter besonderer

Berücksichtigung der neuro-lymphatischen Reflexpunkte. Z f Physiotherapeuten 2003; 2: 236–241

[93] Weber KG. Reflexzonentherapie und Ortho-Bionomy®. Info, Verband Reflexzonentherapie am Fuß. 2003; 3: 19–23

[94] Weber KG. Refresher: Head'sche Zonen und Dermatome. ZKM 2009; 1: 30–31

[95] Weber KG. Neurolymphatische Reflexpunkte. Reflexe 2007; 9: 4–7

[96] Weber KG. Entgiftung und Stoffwechselanregung durch neurolymphatische Reflexzonen. Reflexe 2011; 9: 4–10

[97] Weber KG. Kraniosakrale Therapie. Berlin: Springer; 2004

[98] Wiese M: Die Behandlung der Dysmenorrhoe mit Ortho-Bionomy®. Z f Physiotherapeuten 2003; 12: 2178–2180

[99] Wiese M, Weber KG. Dynamische und energetische Techniken in Physiotherapie und Manueller Medizin. Stuttgart: Sonntag; 2006

専門学習機関

　神経リンパ反射点に取り組むことは、ドイツではオーソ・バイオノミーに不可欠な基盤となっている。神経リンパ反射点は、オステオパシーと応用キネシオロジーの習得科目にも組み込まれている。ドイツオーソ・バイオノミー協会の講師は、神経生理学的反射療法において、筋エネルギーテクニックとセルフケアの可能性と組み合わせた神経リンパ反射点の療法を教授する。このコンビネーションによって、神経リンパ反射点の取り組みはより効果的になり同時に患者にとってより優しい治療となる。

専門教育

　我々の知識はこれまで、ドイツオーソ・バイオノミー協会とオーソ・バイオノミーアカデミーの講師たちによってのみ、神経リンパ反射点に重点を置いたセミナーで提供された。すべてのコースは、カリキュラムにおいて実践トレーニングに多くを割かれている。理論において新たに習得したことは、できるだけ直接実践に投入しなければならない。

　参加者は、可能な限りコースの選択と時間の順番を自由に組める。セミナーは週末に2日間のコースと、平日に3日から4日連続で開催される。

専門教育ポイント

　理学療法士と作業療法士は、ドイツオーソ・バイオノミー協会が実施するコースを受講すると教育ポイントを受け取ることができる。詳細は、協会のホームページを参照すること。

専門教育構造

　神経リンパ療法の教育は、すべての神経生理学的反射療法において他のテクニックとともに組み合わせられ、実践することが容易になる。

　神経リンパ教育のための前提は、ドイツオーソ・バイオノミー協会における系統的なテクニックを紹介するコースを受講することである。

　規定教育のコース番号9では、下肢と骨盤ゾーンの神経リンパ療法、および感染症治療とホルモン制御のための反射点グループの紹介を扱う。

　任意の順序で次の専門教育コースを選択することができる：

- 背部1と2
- 肩甲帯
- 消化器官と内臓頭蓋連鎖
- 筋と筋膜1と2
- 末梢神経
- 骨盤、下肢

　もし読者のみなさんの職場や教育機関で、このテーマに興味があり少なくとも10人の参加者が見込め、適した教室を提供できるのであれば、我々の講師陣を授業のために派遣することが可能である。

　より詳しい情報と、コースの内容と参加条件を記したパンフレットは次の連絡先に照会すること。

Deutsches Institut für Ortho-Bionomy®
Michaela Wiese und Dr. med. Klaus G. Weber
Metzelplatz 5
72 108 Rottenburg
Tel. 0 74 72/2 47 96
Fax：0 74 72/2 40 31
E-Mail：info@ortho-bionomy.de
Internet：www.ortho-bionomy.de

　内臓のための「チャップマン反射点」と、筋のための「神経リンパ反射点」を印刷した、光沢のある二色刷りのシートのペア（表裏印刷）がA3とA2のサイズで入手可能である。その他の文献に関しても次の問い合わせ先に照会すること。

a+b Aktuelles und Buch
Metzelplatz 5
72 108 Rottenburg
Tel. 0 74 72/10 21
Fax：0 74 72/2 83 05 16

図表の引用元

図6.3：Kapandji IA：Funktionelle Anatomie der Glenke. 4. Aufl. Stuttgart：Thieme; 2006. （著者の親切な了承を得て。）

図14.17, 18.1, 18.2: Marquardt H: Praktisches Lehrbuch der Reflexzonentherapie am Fuß. 6. Aufl. Stuttgart: Hippokrates; 2005.

図13.9: Christiane u. Michael v. Solodkoff, Neckargemünd.

図17.2: Christiane u. Michael v. Solodkoff, Neckargemünd.

図20.1: Milz F, Pollmann KP, Wiesenauer M: Naturheilverfahren bei orthopädischen Erkrankungen. Stuttgart: Hippokrates; 1998.

すべてその他の図はドイツオーソ・バイオノミー協会に属する。

索引

あ
アキレス腱　126-127
アキレス腱痛　73
アドラー・ランガー反射点　107
アレルギー　100
胃　72, 74, 98
胃炎　98
胃結腸反射　74
移行部、十二指腸空腸　74
胃酸欠乏症　72, 98
異常調節　29, 55
一部機能障害　108
咽頭　32, 65, 100
烏口腕筋　89, 114
ヴィセロトーム　19
円回内筋　39, 120
嚥下困難　100
横隔膜　16, 20, 42
黄疸　101
応用キネシオロジー　154
オステオパシー　154
オーウェンス　97, 99-101, 154

か
回外筋　72
外受容器　19
回旋制限　106, 110, 112
外側広筋　96
外腹斜筋　43, 155
回盲弁　73, 99
潰瘍　72, 98
カイロセラピー　154
下顎　107
過活動膀胱　83
片側頭痛　107
肩疼痛　58, 69
肩の筋　113
肩の不調　85
肩・上肢の不調　65, 106
カッピング　161
カッピングマッサージ　96, 156, 161-162
過敏性腸症候群　95, 99
下腹部痛　77
下腹部の不調　73

かさぶた　100
感覚器官　13, 84
眼窩上神経　107
眼球　99
眼筋協調　104, 107
眼筋反射点　107
眼瞼縁　99
感染　97
感染症　99-100
感染症グループ　97
感染症のかかりやすさ　73, 82, 100
肝臓　101, 161
肝臓衰弱（栄養）　33
顔面頭蓋骨　107
間葉浄化　93
器官群　155
気管支　33, 66
偽性虫垂炎　80
基礎システム、自律神経系　93
気道　29
機能連鎖　74
キプラーのしわ　162
逆流　74
胸鎖乳突筋　106
狭心症　98
棘下筋　39, 82, 119
棘上筋　114, 119
距腿関節　73, 127
協調、筋　108
筋腫　36, 81
緊張性疼痛　65, 88, 113, 115
筋反射点　36
筋膜連鎖　37
グッドハート　100, 114, 154, 173
クリトリス　36, 81
群
　胃腸　67
　感染症　61
　仙棘筋　123
　内分泌　54
頚長筋　38
頚椎　100, 106-107, 110, 112-113
頚半棘筋　41
頚板状筋　41

頚部　110
　筋　106-107, 110, 114
　硬直　101, 112-113
　伸筋　100
頚部立ち直り反射　104, 107
月経　96
月経過多症　79
月経困難症　79
月経周期　94
月経痛　77, 80
欠乏　31
結膜炎　84
結膜炎症　99
下痢　99
肩甲下筋　39, 58, 66, 69
肩甲挙筋　41, 66
肩甲帯　113
睾丸炎　96
咬筋　38
後脛骨筋　73
高血圧　93, 160
後斜角筋　38
甲状腺　93, 96-97, 157, 166
喉頭　32
後頭部痛　59
広背筋　41, 63, 69, 113
後方回旋　52
股関節　73, 82, 97
股関節の不調　106
呼吸の不調　98, 100
五十肩　118
鼓腸　99, 101
骨盤立ち直り反射点　105, 108
骨盤中心反射　79
骨盤痛　80
骨盤底　43
骨盤底機能　104
骨盤底協調　104
骨盤底反射　79, 81
骨盤輪　79, 95
骨盤・甲状腺症候群　30, 48, 93
固有受容感覚　106
固有受容器　19
昏もう　101, 114

さ

最大反射点　70, 81, 99
鎖骨下筋　113
坐骨神経　32, 36
左右の協調障害　104
三角筋　119
残尿感　83
耳管炎　100
子宮　79, 108, 127
子宮広間膜　95
子宮内膜炎　79
四肢　104
　　下肢　105, 163
脂質消化困難　101
システム、上方　105
姿勢パターン　106
舌　32
膝窩筋　72
失禁　82
歯痛　100
耳痛　87
耳道　107
斜角筋　107, 112
斜頚　113
遮断　110
集中力障害　101, 114, 161
小円筋　119
消化器官　74, 93, 99-101, 161
上顎　107
消化障害　69
浄化・変化療法　93, 160, 164
小胸筋　101, 113-115, 119
踵骨棘　73, 126
上肢　106-107
　　神経炎　20, 90
　　神経痛　117
小指対立筋　81
症状、噴門　73
大腿　82, 95-97
小腸　69-70, 74, 99
小殿筋　45
小脳　154
小脳テント　106
上腹部の不調　101
　　機能的　74
上腕三頭筋　39
上腕二頭筋　110
食道　33, 74
食道裂孔ヘルニア　98

自律神経異常制御　59
自律神経系の変化　30
自律神経系への切り替え　25
自律神経失調症　54, 59-60
シンクロナイゼーション、排出　104
神経衰弱　33, 60
神経痛　108
心臓　103
腎臓　97, 162
腎臓疝痛　82
身体正中線　104
身体立ち直り反射　104-106
陣痛　79
膵臓　74
睡眠障害　30, 60
頭痛　99, 107
ストレス　79, 96-97, 106
精管　36, 80
制御ループ　19
生殖腺　95-96, 108
精神　13
精巣　96
性的器官　75
精嚢炎　80
咳刺激　100
脊髄神経　166
摂取物の輸送　74
線維筋痛症　93, 95, 160
線維の束　12
前額部頭痛　107
前鋸筋　72
前脛骨筋　46, 68
仙骨　108
仙骨痛　77
前斜角筋　38, 111
疝痛　82, 97, 101
前頭洞　107
前立腺　95, 108, 127
前立腺の不調　79
騒音性難聴　106
相反性膜　106
僧帽筋　113-114
阻害箇所　166
阻害治療　166
側頭骨　106
足部反射ゾーン　126, 155, 158
鼠径リンパ節　81, 95, 97
鼠径輪　35
組織変化　155
咀嚼筋　101

卒中　90

た

第1中足趾節関節　126
大円筋　119
大胸筋・胸肋部　38, 62
大胸筋・鎖骨部　38, 63, 69, 72
帯下　36, 81, 97
第三腓骨筋　81
代謝　93, 106, 161, 164
代謝活性化　93
代謝疾患　93
代謝の緩和　95, 97
代謝の負荷　162, 164
代謝の変化　93
代謝変化　99
大腿筋膜張筋　77, 95
大腿筋膜張筋ゾーン　22
大腿四頭筋　73, 79
大腿直筋　45
大腿二頭筋　45
大腸　95
大腸炎　95
大腸ゾーン　22
大殿筋　77, 81
大内転筋　45
大腰筋　97
多尿症　82, 97
胆管　74, 98, 101
胆管症　101
断食　164
短内転筋　45
胆嚢　101, 166
短腓骨筋　81
短母趾屈筋　81
恥骨　57
恥骨枝　57
恥骨筋　45
腟　36, 81
腟痙攣　81
腟ゾーン　57
腟粘膜　81
着床障害　79
チャップマン　93, 95, 97, 154-155
チャップマン反射点　94, 127, 155, 160, 166, 171
注意欠陥・多動性障害（ADHD）　108
中間広筋　45
中斜角筋　38, 111
虫垂　35, 73

索引

中枢神経系　74
中殿筋　45, 82
蝶形後頭底結合　104
腸骨回旋　51
腸骨筋　97
長内転筋　108
長腓骨筋　81
長母趾屈筋　81
長母指屈筋　39, 120
聴力低下　87
直腸　34
治療時間　28
治療反応　94
痛風　30, 93, 160
テクニック、上方　105
てんかん　90
殿筋　82
投射性疼痛　113
頭長筋　38, 110-111
頭半棘筋　41
頭板状筋　106
トリガーポイント　25

な

内耳　107
内受容器　19-20
内臓体性反射連鎖　74
内側広筋　45
内転筋　82
内転筋の不調　73
内腹斜筋　43, 156
内分泌疾患　166
涙目　99
2型糖尿病　93
日射病　30, 89
乳腺炎　118
乳房　33
乳房痛　118
ニューラル・セラピー　166
尿道　35, 82
ねじれの負荷　106
脳　154
乗り物酔い　101, 107, 114

は

肺　100
排泄器官　103, 157
排尿障害　77
排尿痛　82
吐き気　72, 94, 98, 107

薄筋　73, 82
発達障害　66
鼻血　100
ハムストリングス　81
鍼治療のポイント　107
鍼治療マッサージ　155
半棘筋　85
半腱様筋　36, 45, 95
反射ゾーン　104, 158, 166
反射点　74, 99, 108, 154
　神経リンパ　110, 112, 126, 154-155, 164
反射点グループ　27, 48
反射療法　93
半膜様筋　45
尾骨　108
膝　73, 82, 95-97, 106, 113
脾臓　33, 63
腓腹筋　73
ヒラメ筋　73
疲労　97
頻尿　77
負荷、自律神経　98, 103
負荷姿勢、胸骨結合　113
腹横筋　43, 156
副交感神経　25
副交感神経への切り替え　48
複合性局所疼痛症候群　118, 157
腹斜筋　43
副腎　73
腹直筋　81-82, 95, 97, 127
腹痛　77
副鼻腔　107
副鼻腔炎　100
腹壁　35
ふくらはぎの痙攣　73
不正出血　79, 94, 96
不妊症　79, 96
閉鎖機能　74
変化　99, 160-161
便秘　95
膀胱炎　82-83
縫工筋　73, 82, 97
歩行パターン　79, 106
歩行不安定性　101, 115
保護反射　13
保護・運動器官　160
母指対立筋　81
勃起不全　54
ホルモン機能障害　54

ホルモン制御ループ　30

ま

耳　87
耳鳴り　100, 106
無尿　82, 97
胸やけ　98
眼、結膜　32
迷路反射　104
迷路反射点　106
メタボリック症候群　93, 160
眼の片頭痛　85
めまい
　回転性　106
　頚部から生じる　113
　内耳性　87
免疫刺激　61
免疫システム　61
網膜症　85
　糖尿病　85

や

幽門　74
ゆらゆらとするめまい　101, 114
腰痛　77
腰背腱膜　22, 56
腰方形筋　73

ら

卵管　80
卵管炎　80
卵巣　36
卵巣嚢腫　96
梨状筋　79, 82
菱形筋　72
リンパシステム　61, 103
リンパドレナージ　155, 157
リンパのつまり　82, 97, 159

わ

腕橈骨筋　39, 89

著者:

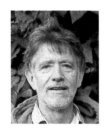

クラウス・G・ウェーバー (Klaus G. Weber)

　総合診療、自然療法、ホメオパシーの専門医で、オーソ・バイオノミーとニューラル・セラピーに重点をおいて活動している。様々な州で20年にわたり、自然療法、ホメオパシー、ニューラル・セラピーに関する医師のための専門教育セミナーを行っている。1994年にドイツオーソ・バイオノミー協会をミヒャエラ・ヴィーゼとともに設立してからは、オーソ・バイオノミーに特に注力している。2010年に開かれた神経生理学的反射療法(NRT)のセミナーの開催と実施は、実際の臨床現場と学術レベルにおける神経リンパ反射療法への取り組みをより深めることになった。

　セミナー活動と臨床現場における勤務に加え、専門書や記事の著者であり、医師会の監査人としても活躍している。

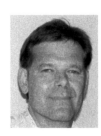

ラインハルト・バイヤーライン (Reinhard Bayerlein)

　鍼治療(伝統的中国式療法、Radloffによるエネルギーを平衡させる治療と指圧)、ホメオパシー、徒手による治療を専門とする療法士。自然療法のテーマに関する多くの専門書の著者。スイスの専門誌ECMの編集者でありエネルギー鍼治療の講師をしている。

著者：
クラウス・G・ウェーバー（Klaus G. Weber）
略歴はp.183を参照

ラインハルト・バイヤーライン（Reinhard Bayerlein）
略歴はp.183を参照

編集協力者：
高垣 俊介（たかがき しゅんすけ）
ジャパン カレッジ オブ オステオパシー（JCO）卒業後、2008年 MRO(J)取得。JCOリンパテクニック講師を経て国際筋膜研究会事務局長。池袋オステオパシー施術院院長。

翻訳者：
服部 由希子（はっとり ゆきこ）
大阪外国語大学外国語学部卒業。オーストリアにある日本政府機関、ドイツの非営利団体、日系電機メーカー勤務を経て、翻訳者に。現在は独日翻訳を手掛ける。訳書に『ボバースコンセプト実践編』『視力を高めるリフレッシュトレーニング』『マニュアルセラピー臨床現場における実践』（いずれもガイアブックス）がある。

あなたのご意見をお聞かせください

毎月2名の方に抽選で
『筋骨格系のオステオパシー』が当たります。
右記QRコードよりアクセスしてください。

https://www.gaiajapan.co.jp/news/campaign/7654/

Neurolymphatische Reflextherapie, 3/e
チャップマンとグッドハートによる
神経リンパ反射療法

発　　　行　2016年9月1日
第　3　刷　2024年6月1日
発　行　者　吉田 初音
発　行　所　株式会社 **ガイアブックス**
　　　　　　〒107-0052 東京都港区赤坂1-1-16 細川ビル2F
　　　　　　TEL.03(3585)2214　FAX.03(3585)1090
　　　　　　https://www.gaiajapan.co.jp

Copyright for the Japanese edition GAIABOOKS INC. JAPAN2024
ISBN978-4-88282-968-3 C3047

本書は細部まで著作権が保護されています。著作権法の定める範囲を超えた本書の利用は、出版社の同意がない限り、禁止されており違法です。特に、複写、翻訳、マイクロフィルム化、電子機器によるデータの取込み・加工などが該当します。

落丁本・乱丁本に関しては、下記URLよりお問い合わせ下さい。
https://www.gaiajapan.co.jp/news/info/7233/

Printed and bound in Japan